大字版

中医临床实用经典丛书

清·唐宗海◎著

# 血证论

U0206303

中国健康传媒集团

中国医药科技出版社

**图书在版编目（CIP）数据**

血证论／（唐）唐宗海著．—北京：中国医药科技出版社，
2018.6

（中医临床实用经典丛书：大字版）

ISBN 978-7-5067-9859-4

Ⅰ．①血… Ⅱ．①唐… Ⅲ．①《血证论》 Ⅳ．①R255.7

中国版本图书馆 CIP 数据核字（2017）第 311003 号

美术编辑　陈君杞

版式设计　锋尚设计

出版　中国健康传媒集团｜中国医药科技出版社

地址　北京市海淀区文慧园北路甲 22 号

邮编　100082

电话　发行：010-62227427　邮购：010-62236938

网址　www.cmstp.com

规格　710×1000mm $\frac{1}{16}$

印张　14

字数　143 千字

版次　2018 年 6 月第 1 版

印次　2022 年 10 月第 3 次印刷

印刷　三河市百盛印装有限公司

经销　全国各地新华书店

书号　ISBN 978-7-5067-9859-4

定价　26.00 元

获取新书信息、投稿、
为图书纠错，请扫码
联系我们。

# 内容提要

唐宗海，字容川，四川彭县人，晚清著名医家。早年因其父体弱多病而立志学医，后其父患血证，多方求治无效，始潜心研究血证，历时十余年写成《血证论》一书。

本书共分8卷，第一卷总论血证，从治疗血证的理论依据"阴阳水火气血论"、治疗血证以"治疗后天之本"为立方用药的根本、治血证之用药宜忌等诸方面综论之。卷二论述血上干证治十四条，如吐血、呕血等；卷三论述血外渗证治七条，如汗血、血箭等；卷四论述血下泄证治六条，如便血、尿血等；卷五论述血中瘀证治五条，如瘀血、蓄血等；卷六论述失血诸见症四十条，如痨瘵、咳嗽、发热等。卷七与卷八为编列本书所用各方，方药详明，并诸方解亦别有见地。

本书以清光绪三十四年上海千顷堂刻本为底本，以《续修四库全书》影印的清光绪十六年唐氏家藏版刻本为主校本，同时以清光绪二十年申江褒海山房石印本为参校本整理而成。

# 出版者的话

中医学是中国优秀文化的重要组成部分，传承发展中医药事业是适应时代发展要求的历史使命。中医古籍经典是中医药学发展的根基，中医临床则是其长久发展的核心力量。传承中医，要从读经典入手，文以载道，"自古医家出经典"，中医传统思维尽在于医籍，因此经典要读。临床医学关键在"用"，涉及临床实用的医籍也要读，吸纳先贤行医经验，切于临证，方可学以致用。因此，"经"与"用"，二者皆重。

以"经""用"并重为原则，我社特整理出版了"中医临床实用经典丛书"。本套丛书共计45种，其所选书目涵盖了历代医家推崇、尊为必读的经典著作，同时侧重遴选了切于临床实用的医著作品。为方便读者诵读，特将本套丛书设计为大字版本，行格舒朗，层次分明。

本次整理，力求原文准确，每种古籍均遴选精善底本，若底本与校本有文字存疑之处，择善而从。整理原则如下。

1. 全书采用简体横排，加用标点符号。底本中的繁体字、异体字径改为规范简体字，古字以今字律齐。凡古籍中所见"右药""右件"等字样中，"右"均改为"上"。

2. 凡底本、校本中有明显的错字、讹字，经校勘无误后予以径改，不再出注。

3. 古籍中出现的中医专用名词术语规范为现通用名。如"藏府"改为"脏腑"，"荜拔"改为"荜茇"，"旋复花"改为"旋覆花"等。

4. 凡方药中涉及国家禁猎及保护动物（如虎骨、羚羊角等）之处，为保持古籍原貌，未予改动。但在临床应用时，应使用相关代用品。

希望本丛书的出版，能够为诵读医籍经典、切于临床实用提供强有力的支持，为培养中医临床人才贡献一份力量。在此过程中，我们也期待读者诸君的帮助和指点。

中国医药科技出版社

2017年10月

# 原　叙

　　先君子体羸善病，故海早岁即习方书，有恙辄调治之。癸酉六月，骤得吐血，继复转为下血。查照各书，施治罔效，延请名宿，仍无确见，大约用调停之药以俟病衰而已。因此遍览方书，每于血证，尝三致意。时，里中人甚诩乡先辈杨西山先生所著《失血大法》，得血证不传之秘，门下抄存，私为鸿宝。吾以先君病，故多方购求，仅得一览。而其书议论方药究亦未能精详，以之治病，卒鲜成效。乃废然自返，寝馈于《内经》、仲景之书，触类旁通，豁然心有所得，而悟其言外之旨，用治血证十愈七八。今先君既逝，而荆妻冯氏又得血疾，亲制方剂，竟获安全。慨然曰：大丈夫不能立功名于天下，苟有一才一艺，稍足补救于当时，而又吝不忍传，陋哉。爰将失血之证精微奥义一一发明，或伸古人所欲言，或补前贤所未备，务求理足方效，不为影响之谈。书成自顾，而转憾悟道不早，不能延吾父之寿也。然犹幸此书之成可以救天下后世也。

　　　　时光绪十年岁在甲申重九后一日容川唐宗海自叙

# 凡　例

一、血证自古绝少名论，故是书条分缕析，务求精详，间有烦文冗字，意取明显，故不删削。

二、时贤论及血证，率多影响。是书独从《内经》《难经》、仲景探源而出，发挥尽致，实补唐以下医书之所不逮。故除引经之外，余无采录。亦间有一二暗合者，皆系偶同，并非掠美，识者鉴之。

三、是书分别门类，眉目极清。即不知医者，临时查阅，无不了然，最便世用之书。

四、是书议论多由心得，然其发明处，要皆实事实理，有凭有验。或从古圣引伸，或从西法参得，信而有征之说也，并非杜撰可比。

五、是书单为血证说法，与杂证不同。幸勿执彼例此，亦幸勿以此议彼。

六、是书单论血证外，有中西医判六经方法，通解两书，嗣出始于杂证，推阐无遗，容后刊出，再求赏析。

# 目 录

## 第一卷　总论

## 第二卷　血上干证治

## 第三卷　血外渗证治

## 第四卷　血下泄证治

## 第五卷　血中瘀证治

## 第六卷　失血兼见诸证

中医临床实用经典丛书（大字版）

血证论

## 第七卷　方解上

中医临床实用经典丛书（大字版）

血证论

## 第八卷　方解下

中医临床实用经典丛书（大字版）

血证论

目录

# 第一卷　总论 <sub>六条</sub>

## ∽∽· 阴阳水火气血论 ·∽∽

人之一身，不外阴阳，而阴阳二字即是水火，水火二字即是气血。水即化气，火即化血。何以言水即化气哉？气着于物，复还为水，是明验也。

盖人身之气，生于脐下丹田气海之中，脐下者，肾与膀胱，水所归宿之地也。此水不自化为气，又赖鼻间吸入天阳，从肺管引心火，下入于脐之下，蒸其水使化为气。如《易》之坎卦，一阳生于水中，而为生气之根。气既生，则随太阳经脉布护于外，是为卫气。上交于肺，是为呼吸。五脏六腑息以相吹，止此一气而已。

然气生于水，即能化水；水化于气，亦能病气。气之所至，水亦无不至焉。故太阳之气达于皮毛则为汗，气挟水阴而行于外者也。太阳之气上输于肺，膀胱、肾中之水阴即随气升腾而为津液，是气载水阴而行于上者也。气化于下，则水道通而为溺，是气行水亦行也。设水停不化，外则太阳之气不达，而汗不得出，内则津液不生，痰饮交动，此病水而即病气矣。

又有肺之制节不行，气不得降，因而癃闭滑数，以及肾中阳气不能镇水，为饮为泻，不一而足，此病气即病水矣。

总之，气与水本属一家，治气即是治水，治水即是治气。是以人参补气，以其生于北方，水中之阳，甘寒滋润，大生水津，津液充足而肺金腴润。肺主气，其叶下垂以纳气，得人参甘寒之阴，内具阳性，为生气化水之良品，故气得所补益焉。

即如小柴胡，仲景自注云：上焦得通，津液得下，胃气因和。是通津液，即是和胃气。盖津液足，则胃上输肺，肺得润养，其叶下垂，津液又随之而下，如雨露之降，五脏戴泽，莫不顺利而浊阴全消，亢阳不作，肺之所以制节五脏者如此。

设水阴不足，津液枯竭，上则痿咳，无水以济之也；下则闭结，制节不达于下也；外则蒸热，水阴不能濡于肌肤也。凡此之证，皆以生水为治法，故清燥救肺汤生津以补肺气，猪苓汤润利以除痰气，都气丸补水以益肾气。即如发汗，所以调卫气也，而亦戒火攻以伤水阴，故用白芍之滋阴以启汗源，用花粉之生津以救汗液。即此观之，可知滋水即是补气。

然补中益气汤、六君子、肾气丸，是皆补气之方也，何以绝不滋水哉？盖无形之水阴，生于下而济于上，所以奉养是气者也，此水则宜滋。有形之水质，入于口而化于下，所以传导是气者也，此水则宜泻。若水质一停，则气便阻滞，故补中汤用陈、术以制水，六君子用苓、半以利水。肾气丸亦用利水之药，以佐桂、附，桂、附以气药化水，苓、泽即以利水之药以化气。真武汤尤以术、苓利水为主。此治水之邪即以治气，与滋水之阴即以补气者，固并行而不悖也。且水邪不去，则水阴亦不能生，故五苓散去水邪，而即能散津止渴，并能发汗退热，以水邪去则水阴布故也。然水阴不滋，则水邪亦不能去，故小柴胡通达津液，而即能下调水道。总见水行则气行，水止则气止。能知此者，乃可与言调气矣。

何以言火即化血哉？血色，火赤之色也。火者，心之所主，化生血液以濡周身。火为阳而生血之阴，即赖阴血以养火，故火不上炎，而血液下注，内藏于肝，寄居血海，由冲、任、带三脉行达周身，以温养肢体。男子则血之转输无从觇验，女子则血之转输月事时下。血下注于血海之中，心火随之下济，故血盛而火不亢烈，是以男子无病而女子受胎也。如或血虚，则肝失所藏，木旺而愈动火；心失所养，火旺而益伤血，是血病即火病矣。治法宜大补其血，归、地是也。然血由火生，补血而不清火，则火终亢而不能生血，故滋血必用清火诸药。

四物汤所以用白芍，天王补心汤所以用二冬，归脾汤所以用枣仁，仲景炙甘草汤所以用寸冬、阿胶，皆是清火之法。至于六黄汤、四生丸，则又以大泻火热为主，是火化太过，反失其化，抑之即以培之，清火即是补血。又有火化不及，而血不能生者，仲景炙甘草汤所以有桂枝以宣心火，人参养荣汤所以用远志、肉桂以补心火，皆是补火生血之法。其有血寒血痹者，则用桂枝、细辛、艾叶、干姜等禀受火气之药以温达之，则知治火即是治血。血与火原属一家，知此乃可与言调血矣。

夫水火气血固是对子，然亦相互维系，故水病则累血，血病则累气。气分之水阴不足，则阳气乘阴而干血；阴分之血液不足，则津液不下而病气。故汗出过多则伤血，下后亡津液则伤血，热结膀胱则下血，是水病而累血也。吐血咳血，必兼痰饮。血虚则精竭水结，痰凝不散。失血家往往水肿，瘀血化水亦发水肿，是血病而兼水也。

盖在下焦，则血海膀胱同居一地；在上焦，则肺主水道，心主血脉，又并域而居；在躯壳外，则汗出皮毛，血循经脉，亦相倚而行，一阴一阳，互相维系。而况运血者即是气，守气者即是血。气为阳，气盛即为火盛；血为阴，血虚即是水虚。一而二，二而一者也。人必深明此理，而后治血理气，调阴和阳，可以左右逢源。

又曰：血生于心火而下藏于肝，气生于肾水而上主于肺，其间运上下者，脾也。水火二脏皆系先天，人之初胎，以先天生后天，人之既育，以后天生先天，故水火两脏，全赖于脾。食气入胃，脾经化汁，上奉心火，心火得之，变化而赤，是之谓血。故治血者必治脾为主。仲景炙甘草汤皆是此义，以及大黄下血，亦因大黄秉土之色，而大泄地道故也。地黄生血，亦因地黄秉土之润，而大滋脾燥故也。其余参、芪运血统血，皆是补脾。可知治血者必以脾为主，乃为有要。

至于治气，亦宜以脾为主。气虽生于肾中，然食气入胃，脾经化水，下输于肾，肾之阳气乃从水中蒸腾而上，清气升而津液四布，浊气降而水道下行。水道下行者，犹地有江河，以流其恶也。津液上升者，犹土膏脉动，而雨露升也，故治气者必治脾为主。六君子汤和脾利水以调气，真武汤扶脾镇水以生气，十枣、陷胸等汤攻脾夺水以通气，此去水邪以补气之法也。又有水津不灌，壮火食气，则用人参滋脾以益气，花粉清脾以和气。凡治气者，亦必知以脾为主，而后有得也。

李东垣治病以气为主，故专主脾胃，然用药偏于刚燥。不知脾不制水固宜燥，脾不升津则宜滋，气分不可留水邪，气分亦不可无水津也。朱丹溪治病以血为主，故用药偏于寒凉，不知病在火脏宜寒凉，病在土脏宜甘缓也。

此论不专为失血立说，然治血者必先知之，而后于调气和血，无差爽云。

中医临床实用经典丛书（大字版）

血证论

## 男女异同论

参看经血胎产门

世谓男子主气，女子主血，因谓男子血贵，女子血贱，并谓男子之血与女子不同，而不知皆同也。其不同者，女子有月信，男子无月信，只此不同而已矣。夫同是血也，何以女子有月信，而男子无月信哉？

盖女子主血，血属阴而下行，其行也，气运之而行也。女子以血为主，未常不赖气以运血。气即水化，前论已详。气血交会之所，在脐下胞室之中，男子谓之丹田，女子谓之血室，则肝肾所司，气与血之总会。气生于水而化水，男子以气为主，故血入丹田，亦从水化而变为水，以其内为血所化，故非清水而极浓极稠，是之谓肾精。女子之气，亦仍能复化为水，然女子以血为主，故其气在血室之内，皆从血化而变为血，是之谓月信。但其血中仍有气化之水液，故月信亦名信水。且行经前后，均有淡色之水，是女子之血分未尝不借气分之水以引动而运行之也。知此，则知男子之精属气属水，而其中未尝无血无火；且知女子之经属血属火，而其中未尝无气无水。是以男子精薄，则为血虚；女子经病，则为气滞也。

问曰：男子主气，女子主血，其中变化，诚如兹之所云矣。而女子何以必行经，男子何以不行经？

答曰：经血者，血之余也。夫新故乘除，天地自然之理。故月有盈亏，海有潮汐。女子之血，除旧生新，是满则溢，盈必亏之道。女子每月则行经一度，盖所以泄血之余也。血主阴而下行，所以从下泄而为经血也。至于男子，虽无经可验，然亦必泄其余。男子以气为主，气主阳而上行，故血余不从下泄而随气上行，循冲、任脉上绕唇颐，生为髭须。是髭须者，即所以泄血之余也。所以女子有月信，上遂无髭须。男子有髭须，下遂无月信。所主不同，升降各异，只此分别而已矣。义出《内经》，非创论也。世谓男女血迥不同，岂知变化之道哉！

夫必明气血水火变化运行之道，始可治气血水火所生之病。女子要血循其常，男子亦要血循其常。若血失常道，即为血不循经。在女子虽无崩带，亦不受胎；男子虽无吐衄，亦不荣体。至失常之至，则女子未有不崩带，男子未有不吐衄者也。故女子血贵调经，男子亦贵调经，但男子吐衄乃上行之血，女子崩带乃下行之血，不可例论耳。然使女子吐衄，则亦与男子无殊；男子下血，则亦与崩带无异。故是书原非妇科，而于月经胎产尤为详悉，诚欲人触类引伸，于治血庶尽神欤。

又曰：女子胞中之血每月一换，除旧生新，旧血即是瘀血，此血不去，便阻化机。凡为医者，皆知破血通经矣，独于男女吐衄之证，便不知去瘀生新之法。抑思瘀血不行，则新血断无生理，观月信之去旧生新，可以知之。即疮科治溃，亦必先化腐而后生肌，腐肉不化，则新血亦断无生理。且如有脓管者，必烂开腐肉，取去脓管而后止。治失血者，不去瘀而求补血，何异治疮者不化腐而求生肌哉。

然又非去瘀是一事，生新另是一事也。盖瘀血去则新血已生，新血生而瘀血自去，其间初无间隔。即如月信下行，是瘀去也，此时新血已萌动于血海之中，故受孕焉。非月信已下多时，然后另生新血也。知此，则知以去瘀为生新之法，并知以生新为去瘀之法。生血之机有如此者，而生血之源则又在于

中医临床实用经典丛书（大字版）

血证论

脾胃。

经云：中焦受气取汁，变化而赤，是为血。今且举一可见者言之。妇人乳汁，即脾胃饮食所化，乃中焦受气所取之汁也；妇人乳子，则月水不行，以此汁既从乳出，便不下行变血矣。至于断乳之后，则此汁变化而赤，仍下行而为经血。人皆知催乳须补脾胃，而不知滋血尤须补脾胃。盖血即乳也，知催乳法，便可知补血法。

但调治脾胃，须分阴阳。李东垣后，重脾胃者但知宜补脾阳，而不知滋养脾阴。脾阳不足，水谷固不化；脾阴不足，水谷仍不化也。譬如釜中煮饭，釜底无火固不熟，釜中无水亦不熟也。余亲见脾不思食者，用温药而反减，用凉药而反快。余亲见催乳者，用芪、术、鹿茸而乳多。又亲见催乳者，用芪、术、鹿茸而乳转少，则以有宜不宜耳。是故宜补脾阳者，虽干姜、附子转能生津。宜补脾阴者，虽知母、石膏反能开胃。补脾阳法，前人已备言之，独于补脾阴，古少发明者，余特标出，俾知一阴一阳，未可偏废。

补脾阴以开胃进食，乃吾临证悟出，而借《伤寒论》存津液三字为据，此外固无证据也。书既成，后得泰西洋人医法五种，内言胃之化谷乃胃汁化之，并有甜肉汁、苦胆汁，皆入肠胃化谷。所谓汁者，即余所谓津液也。西医论脏腑，多言物而遗理，如此条者实指其物，而尚不与理相背，适足以证余所论，故并志之。

## ∽·脏腑病机论·∾

脏腑各有主气，各有经脉，各有部分，故其主病，亦各有见证之不同。有一脏为病，而不兼别脏之病者，单治一脏而愈；有一脏为病，而兼别脏之病者，兼治别脏而愈。业医不知脏腑，则病原莫辨，用药无方，乌睹其能治病哉？吾故将脏腑大旨论列于后，庶几于病证药方，得其门径云。

心者，君主之官，神明出焉。盖心为火脏，烛照事物，故司神明。神有名而无物，即心中之火气也。然此气非虚悬无着，切而指之，乃心中一点血液，湛然朗润，以含此气，故其气时有精光发见，即为神明。心之能事，又主生血，而心窍中数点血液，则又血中之最精微者，乃生血之源泉，亦出神之渊海。

血虚则神不安而怔忡，有瘀血亦怔忡；火扰其血则懊恼；神不清明，则虚烦不眠，动悸惊惕；水饮克火，心亦动悸；血攻心则昏迷，痛欲死；痰入心则癫；火乱心则狂；与小肠相为表里，遗热于小肠，则小便赤涩；火不下交于肾，则神浮梦遗。心之脉上挟咽喉，络于舌本，实火上壅为喉痹，虚火上升则舌强不能言。分部于胸前，火结则为结胸，为痞，为火痛；火不宣发，则为胸痹。心之积曰伏梁，在心下，大如臂，病则脐上有动气。此心经主病之大旨也。

包络者，心之外卫。心为君主之官，包络即为臣，故心称君火，包络称相火，相心经宣布火化。凡心之能事皆包络为之，见证治法亦如心脏。

肝为风木之脏，胆寄其间，胆为相火，木生火也。肝主藏血，血生于心，下行胞中，是为血海。凡周身之血，总视血海为治乱。血海不扰，则周身之血无不随之而安。肝经主其部分，故肝主藏血焉。至其所以能藏之故，则以肝属木，木气冲和条达，不致遏郁，则血脉得畅。设木郁为火，则血不和。火发为怒，则血横决，吐血、错经、血痛诸症作焉。怒太甚则狂，火太甚则颊肿面青、目赤头痛。木火克土，则口燥泄痢，饥不能食，回食逆满，皆系木郁为火之见证也。若木挟水邪上攻，又为子借母势，肆虐脾经，痰饮、泄泻、呕吐、头痛之病又作矣。

木之性主于疏泄，食气入胃，全赖肝木之气以疏泄之，而水谷乃化。设肝之清阳不升，则不能疏泄水谷，渗泻中满之证在所不免。肝之清阳，即魂气也，故又主藏魂。血不养肝，火扰其魂，则梦遗不寐。肝又主筋，痿疯囊缩，皆属肝病。分部于季胁少腹之间，凡季胁少腹疝痛，皆责于肝。其经名为厥阴，谓阴之尽也。阴极则变阳，故病至此，厥深热亦深，厥微热亦微。血分不和，尤多寒热并见。与少阳相表里，故肝病及胆，亦能吐酸呕苦，耳聋目眩。于位居左，多病左胁痛，又左胁有动气。肝之主病，大略如此。

胆与肝连，司相火，胆汁味苦，即火味也。相火之宣布在三焦，而寄居则在胆腑。胆火不旺，则虚怯惊悸；胆火太亢，则口苦呕逆，目眩耳聋，其经绕耳故也。界居身侧，风火交煽，则身不可转侧，手足抽掣。以表里言，则少阳之气内行三焦，外行腠理，为荣卫之枢机。逆其枢机，则呕吐胸满。邪客腠理，入与阴争则热，出与阳争则寒，故疟疾少阳主之。虚劳骨蒸亦属少阳，以荣卫腠理之间不和，而相火炽甚故也。相火挟痰，则为癫痫；相火不戢，则肝魂亦不宁，故烦梦遗精。且胆中相火如不亢烈，则为清阳之木气，上升于胃，胃土得其疏达，故水谷化；亢烈则清阳遏郁，脾胃不和。胸胁之间骨尽处，乃少阳之分，病则其分多痛。经行身之侧，痛则不利屈伸。此胆经主病之大略也。

胃者，仓廪之官，主纳水谷。胃火不足则不思食，食人不化，良久仍然吐出。水停胸膈，寒客胃中，皆能呕吐不止。胃火炎上，则饥不能食，拒隔不纳，食人即吐。津液枯竭，则成膈食，粪如羊屎。火甚则结硬，胃家实则谵语。手足出汗，肌肉潮热，以四肢肌肉皆中宫所主故也。其经行身之前，至面上，表证目痛鼻干，发痉不能仰。开窍于口，口干咽痛，气逆则哕。又与脾相表里，遗热于脾，则从湿化，发为黄疸。胃实脾虚，则能食而不消化。主燥气，故病阳明，总系燥热。独水泛水结，有心下如盘等症，乃为寒病。胃之大略，其病如此。

脾称湿土，土湿则滋生万物，脾润则长养脏腑。胃土以燥纳物，脾土以湿化气。脾气不布，则胃燥而不能食，食少而不能化。譬如釜中无水，不能熟物也。故病隔食，大便难，口燥唇焦，不能生血，血虚火旺，发热盗汗。若湿气太甚，则谷亦不化，痰饮、泄泻、肿胀、腹痛之症作焉。湿气挟热，则发黄发痢，腹痛壮热，手足不仁，小水赤涩。脾积名曰痞气，在心下如盘。脾病则当脐有动气。居于中州，主灌四旁，外合肌肉。邪在肌肉，则手足蒸热汗出，或肌肉不仁。其体阴而其用阳，不得命门之火以生土，则土寒而不化，食少虚羸。土虚而不运，不能升达津液，以奉心化血，渗灌诸经。经云：脾统血。血之运行上下，全赖乎脾。脾阳虚则不能统血，脾阴虚又不能滋生血脉。血虚津少，则肺不得润养，是为土不生金。盖土之生金，全在津液以滋之。脾土之义，有如是者。

肺为乾金，象天之体，又名华盖，五脏六腑，受其覆冒。凡五脏六腑之气，皆能上熏于肺以为病，故于寸口肺脉可以诊知五脏。肺之令主行制节，以其居高，清肃下行，天道下际而光明。故五脏六腑皆润利而气不亢，莫不受其节制也。肺中常有津液润养其金，故金清火伏。若津液伤，则口渴气喘，痛痿咳嗽。水源不清而小便涩，遗热大肠而大便难。金不制木则肝火旺，火盛刑金则蒸热、喘咳、吐血、痨瘵并作。皮毛者，肺之合也。故凡肤表受邪，皆属于肺。风寒袭之，则皮毛洒淅；客于肺中，则为肺胀，为水饮冲肺。以其为娇脏，故畏火，亦畏寒。肺开窍于鼻，主呼吸，为气之总司。盖气根于肾，乃先天水中之阳，上出鼻，肺司其出纳。肾为水，肺为天，金水相生，天水循环。肾为生水之源，肺即为制气之主也。凡气喘咳息，故皆主于肺。位在胸中，胸中痛属于肺。主右胁，积曰息贲，病则右胁有动气。肺为之义，大率如是。

肾者水脏，水中含阳，化生元气，根结丹田，内主呼吸，达于膀胱，运行于外则为卫气。此气乃水中之阳，别名之曰命火。肾水充足，则火之藏于水中者，韬光匿彩，龙雷不升，是以气足而鼻息细微。若水虚则火不归元，喘促虚痨，诸证并作，咽痛声哑，心肾不交，遗精失血，肿满咳逆，痰喘盗汗。如阳气不足者，则水泛为痰，凌心冲肺，发为水肿，腹痛奔豚，下利厥冷，亡阳大汗，元气暴脱。肾又为先天，主藏精气，女子主天癸，男子主精。水足则精血多，水虚则精血竭。于体主骨，骨痿故属于肾。肾病者，脐下有动气。肾上交于心，则水火既济，不交则火愈亢。位在腰，主腰痛。开窍于耳，故虚则耳鸣耳聋。瞳人属肾，虚则神水散缩，或发内障。虚阳上泛，为咽痛颊赤。阴虚不能化水，则小便不利。阳虚不能化水，小便亦不利也。肾之病机有如此者。

膀胱者，贮小便之器。经谓：州都之官，津液藏焉，气化则能出矣。此指汗出，非指小便。小便虽出于膀胱，而实则肺为水之上源，上源清则下源自清。脾为水之堤防，堤防利则水道利。肾又为水之主，肾气行，则水行也。经所谓气化则能出者，谓膀胱之气，载津液上行外达，出而为汗，则有云行雨施之象。故膀胱称为太阳经，谓水中之阳，达于外以为卫气，乃阳之最大者也。外感则伤其卫阳，发热恶寒。其经行身之背，上头项，故头项痛，背痛，角弓反张，皆是太阳经病。皮毛与肺合，肺又为水源，故发汗须治肺，利水亦须治肺，水天一气之义也。位居下部，与胞相连，故血结亦病水，水结亦病血。膀胱之为病，其略有如此。

三焦，古作膲，即人身上下内外相联之油膜也。唐宋人不知膲形，以为有名而无象。不知《内经》明言，焦理纵者，焦理横者。焦有文理，岂得谓其无象？西洋医书斥中国不知人有连网。言人饮水入胃，即渗出走连网而下，以渗至膀胱。膀胱上口，即在连网中也。中国《医林改错》一书，亦言水走网油而入膀胱。观剖牲畜，其网油中有水铃铛，正是水过其处，而未入膀胱者也。此说近出，力斥旧说之谬。而不知唐宋后，古膲作焦，不知膜油即是三焦，是以致谬。然《内经》明言：三焦者，决渎之官，水道出焉。与西洋医法、《医林改错》正合。古之圣人，何尝不知连网膜膈也哉？

按：两肾中一条油膜，为命门，即是三焦之原。上连肝气、胆气及胸膈，而上入心为包络。下连小肠、大肠，前连膀胱，下焦夹室，即血室、气海也。循腔子为肉皮，透肉出外，为包裹周身之白膜，皆是三焦所司。白膜为腠理，三焦气行腠理，故有寒热之证。命门相火布于三焦，火化而上行为气，火衰则元气虚，火逆则元气损；水化而下行为溺，水溢则肿，结则淋。连肝胆之气，故多挟木火，与肾、心包相通，故原委多在两处，与膀胱一阴一阳，皆属肾之腑也，其主病知矣。

中医临床实用经典丛书（大字版）

血证论

小肠，受盛之官，变化出焉。上接胃腑，下接大肠。与心为表里，遗热则小水不清。与脾相连属，土虚则水谷不化。其部分，上与胃接，故小肠燥屎多借胃药治之。下与肝相近，故小肠气痛多借肝药治之。

大肠司燥金，喜润而恶燥，寒则滑脱，热则秘结，泄痢后重，痔漏下血。与肺相表里，故病多治肺以治之。与胃同是阳明之经，故又多借治胃之法以治之。

以上条，皆脏腑之性情部位各有不同，而主病亦异。治杂病者宜知之，治血证者亦宜知之。临证处方，分经用药，斯不致南辕北辙耳。

## ～·脉证死生论·～

医者，所以治人之生者也，未知死，焉知生？知死之无可救药，则凡稍有一毫之生机，自宜多方调治，以挽回之。欲辨死生，惟明脉证。

高士宗以吐血多者为络血，吐血少者为经血。谓吐多者病轻，吐少者病重。而其实经散为络，络散为孙络，如干发为枝，枝又有枝，要皆统于一本也。以经络之血分轻重，实则分无可分。《医旨》又谓外感吐血易治，内伤吐血难疗。《三指禅》谓：齿衄最轻，鼻衄次之，呕吐稍重，咳、咯、唾血为最重。谓其病皆发于五脏，而其血之来最深，不似呕吐之血，其来出于胃间，犹浅近也。此如仲景近血、远血之义，以此分轻重，于理尚不差谬。第鼻衄、呕吐血，虽近而轻，而吐衄不止，亦有气随血脱，登时即死者。咳、咯、唾血，虽远而重，亦有一哈便出，微带数口，不药可愈者。仍不可执以定死生矣。

夫载气者，血也；而运血者，气也。人之生也，全赖乎气，血脱而气不脱，虽危犹生。一线之气不绝，则血可徐生，复还其故。血未伤而气先脱，虽安必死。以血为魄，而气为魂，魄未绝而魂先绝，未有不死者也。

故吾谓定血证之死生者，全在观气之平否。吐血而不发热者易愈，以荣虽病而卫不病，阳和则阴易守也。发热者难治，以血病气亦蒸，则交相为虐矣。吐血而不咳逆者易愈，咳为气呛，血伤而气不呛，是肾中之水能纳其气以归根，故易愈。若咳不止，是血伤火灼，肾水枯竭，无以含此真气，故上气咳逆为难治，再加喘促，则阳无所附矣。大便不溏者，犹有转机，可用滋阴之药，以养其阳。若大便溏，则上越下脱，有死无生。再验其脉，脉不数者易治，以其气尚平；脉数者难治，以其气太疾。浮大革数而无根者，虚阳无依；沉细涩数而不缓者，真阴损失，皆为难治。若有一丝缓象，尚可挽回。若无缓象，或兼代散，死不治矣。凡此之类，皆是阴血受伤，而阳气无归，故主不治。

若阴血伤而阳气不浮越者，脉虽虚微迟弱，亦不难治。但用温补，无不回生。盖阳虚气弱者易治，惟阴虚气不附者为难治。所谓血伤而气不伤者，即以气之不伤，而知其血尚未尽损，故气犹有所归、附而易愈也。气之原委，吾于水火血气论已详言之，参看自见。

## ·⚬ 用药宜忌论 ⚬·

汗、吐、攻、和，为治杂病四大法，而失血之证，则有宜不宜。伤寒过汗伤津液，吐血既伤阴血，又伤水津，则水血两伤，恭然枯骨矣。故仲景于衄家严戒发汗，衄忌发汗，吐、咯可知矣。夫脉潜气伏，斯血不升，发汗则气发泄。吐血之人，气最难敛，发泄不已，血随气溢而不可遏抑。故虽有表证，只宜和散，不得径用麻、桂、羌、独。果系因外感失血者，乃可从外表散。然亦须敛散两施，毋令过汗亡阴。盖必知血家忌汗，然后可商取汗之法。

至于吐法，尤为严禁。失血之人，气既上逆，若见有痰涎而复吐之，是助其逆势，必气上不止矣。治病之法，上者抑之，必使气不上奔，斯血不上溢。降其肺气，顺其胃气，纳其肾气。气下则血下，血止而气亦平复。血家最忌是动气，不但病时忌吐，即已愈后，另有杂证，亦不得轻用吐药。往往因吐，便发血证。知血证忌吐，则知降气止吐，便是治血之法。

或问：血证多虚，汗吐且有不可，则攻下更当忌矣。余曰：不然。血之所以上者，以其气腾溢也，故忌吐汗再动其气。至于下法，乃所以折其气者。血证气盛火旺者十居八九，当其腾溢而不可遏，正宜下之以折其势。仲景阳明证有急下以存阴法，少阴证有急下以存阴法。血证火气太盛者最恐亡阴，下之正是救阴，攻之不啻补之矣。特下之须乘其时，如实邪久留，正气已不复支，或大便溏泻，则英雄无用武之地，只可缓缓调停，纯用清润降利，以不违下之意，斯得法矣。

至于和法，则为血证之第一良法。表则和其肺气，里者和其肝气，而尤照顾脾肾之气，或补阴以和阳，或损阳以和阴，或逐瘀以和血，或泻水以和气，或补泻兼施，或寒热互用，许多妙义，未能尽举。

四法之外，又有补法。血家属虚劳门，未有不议补者也，即病家亦喜言补。诸书重补者尤十之八九，而不知血证之补法，亦有宜有忌。如邪气不去而补之，是关门逐贼；瘀血未除而补之，是助贼为殃。当补脾胃十之三四，当补肾者十之五六。补阳者十之二三，补阴者十之八九。古有补气以摄血法，此为气脱者说，非为气逆者说。又有引火归元法，此为水冷火泛者立说，非为阴虚阳越者立说。盖失血家如火未发，补中则愈。如火已发，则寒凉适足以伐五脏之生气，温补又足以伤两肾之真阴，惟以甘寒滋其阴而养其阳，血或归其位耳。

血家用药之宜忌，大率如是。知其大要，而后细阅全书，乃有把握。

## ❧ 本书补救论 ❧

世之读朱丹溪书者，见其多用凉药，于是废黜热药，贻误不少，而丹溪不任咎也。盖丹溪之书，实未尝废热药。世之读陈修园书者，见其多用热药，于是废黜凉药，为害尤多，而修园不任咎也。盖修园之书实未尝废凉药。

两贤立论，不过救一时之偏，明一己之见。世之不善读者，得其所详，忽其所略，岂知两贤所略，亦曰人所已详，吾固不必详焉耳，初何尝废黜不言哉？即如余作此书，亦多用凉药，少用热药，然非弃热药而不用，特以血证宜凉者多，非谓血证全不用热药也。余于每条当用热药者，未尝不反复言之，慎毋误读是书，而有偏重凉药之弊。总在分别阴阳，审症处方，斯无差忒。又余是书为血症说法，与杂症不同，泥此书以治杂症固谬，若执杂症以攻此书，尤谬。读吾书者，未知流弊若何，吾且为此论先下一针砭。

# 第二卷　血上干证治

## ⚬·吐　血·⚬

平人之血，畅行脉络，充达肌肤，流通无滞，是谓循经，谓循其经常之道也。一旦不循其常，溢出于肠胃之间，随气上逆，于是吐出。盖人身之气游于血中而出于血外，故上则出为呼吸，下则出为二便，外则出于皮毛而为汗。其气冲和，则气为血之帅，血随之而运行；血为气之守，气得之而静谧。气结则血凝，气虚则血脱，气迫则血走，气不止而血欲止，不可得矣。

方其未吐之先，血失其经常之道，或由背脊走入膈间，由膈溢入胃中。病重者，其血之来，辟辟弹指，漉漉有声，病之轻者则无声响。故凡吐血，胸背必痛，是血由背脊而来，气迫之行，不得其和，故见背痛之证也。又或由两胁肋走油膜，入小肠，重则潮鸣有声，逆入于胃，以致吐出。故凡失血，复多腰胁疼痛之证。

此二者，来路不同，治法亦异。由背上来者，以治肺为主。由胁下来者，以治肝为主。盖肺为华盖，位在背与胸膈，血之来路，既由其界分溢出，自当治肺为是。肝为统血之脏，位在胁下，血从其地而来，则又以治肝为是。然肝肺虽系血之来路，而其吐出，实则胃主之也。凡人吐痰吐食，皆胃之咎，血虽非胃所主，然同是吐证，安得不责之于胃？况血之归宿，在于血海，冲为血海，其脉隶于阳明，未有冲气不逆上，而血逆上者也。

仲景治血以治冲为要，冲脉隶于阳明，治阳明即治冲也。阳明之气下行为顺，今乃逆吐，失其下行之令，急调其胃，使气顺吐止，则血不致奔脱矣。此时血之原委，不暇究治，惟以止血为第一要法。

血止之后，其离经而未吐出者，是为瘀血，既与好血不相合，反与好血不相能。或壅而成热，或变而为痨，或结瘕，或刺痛。日久变证，未可预料，必亟为消除，以免后来诸患，故以消瘀为第二法。

止吐消瘀之后，又恐血再潮动，则须用药安之，故以宁血为第三法。

邪之所凑，其正必虚，去血既多，阴无有不虚者矣。阴者阳之守，阴虚则阳无所附，久且阳随而亡，故又以补虚为收功之法。

四者乃通治血证之大纲，而纲领之中，又有条目，今并详于下方云。

## 止　血

其法独取阳明。阳明之气，下行为顺，所以逆上者，以其气实故也。吐血虽属虚证，然系血虚，非气虚。且初吐时，邪气最盛，正虽虚而邪则实。试思人身之血，本自潜藏，今乃大反其常，有翻天覆地之象，非实邪与之战斗，血何从而吐出哉？故不去其邪，愈伤其正，虚者益虚，实者愈实矣。况血入胃中则胃家实，虽不似伤寒证，以胃有燥屎为胃家实，然其血积在胃，亦实象也。故必亟夺其实，釜底抽薪，然后能降气止逆，仲景泻心汤主之。

血多者，加童便、茅根；喘满者，加杏仁、厚朴；血虚者，加生地、当归；气随血脱不归根者，加人参、当归、五味、附片；有寒热者，加柴胡、生姜，或加干姜、艾叶以反佐之。随证加减，而总不失其泻心之本意，则深得圣师之旨，而功效亦大。

盖气之原在肾，水虚则气热。火之源在心，血虚则火盛。火热相搏则气实，气实则逼血妄行。此时补肾水以平气，迂阔之谈也。补心血以配火，不及之治也。故惟有泻火一法，除暴安良，去其邪以存其正。方名泻心，实则泻胃。胃气下泄，则心火有所消导，而胃中之热气亦不上壅，斯气顺而血不逆矣。且大黄一味能推陈致新，以损阳和阴，非徒下胃中之气也。即外而经脉、肌肤、躯壳，凡属气逆于血分之中，致血有不和处，大黄之性，亦无不达。盖其药气最盛，故能克而制之，使气之逆者不敢不顺，既速下降之势，又无遗留之邪。今人多不敢用，惜哉。然亦有病之轻者，割鸡焉用牛刀？葛可久十灰散亦可得效，义取红见黑即止之意，其妙全在大黄，降气即以降血。

吐血之证，属实证者十居六七，以上二方投之立效。然亦有属虚属寒者，在吐血家十中一二，为之医者不可不知也。虚证去血太多，其证喘促昏聩，神气不续，六脉细微虚浮散数，此如刀伤出血，血尽而气亦尽，危脱之证也。独参汤救护其气，使气不脱，则血不奔矣。寒证者阳不摄阴，阴血因而走溢，其证必见手足清冷，便溏遗溺，脉细微迟涩，面色惨白，唇口淡和，或内寒外热，必实见有虚寒假热之真情。甘草干姜汤主之，以阳和运阴血，虚热退而阴血自守矣。然血系阴汁，刚燥之剂乃其所忌，然亦有阳不摄阴者，亦当用姜、附也。上寒下热，芩、连、姜、附同用亦有焉。

以上数法，用之得宜，无不立愈。其有被庸医治坏而血不止者，延日已久，证多杂见，但用以上诸方，未能尽止血之法，审系瘀血不行而血不止者，血府逐瘀汤主之。火重者，加黄芩、黄连；痰多者，加云苓、瓜霜；咳逆，加杏仁、五味、寸冬；盗汗身热，加青蒿、冬桑叶、黄柏、牡蛎；喘者，加杏仁、苏子；身痛、胸腹满、大便闭为瘀结，加大黄。如欲求详，参看痰瘀痨热等门，乃尽其治。

又有审病之因而分别以止其血者，治法尤不厌详。因于酒及煎炒厚味之物者，其证脉数滑，口干燥，胸中烦热，大小便不利，宜用白虎汤加茵陈、炒栀、大黄、藕节治之。因于外感者，先见头痛，恶寒，发热，脉浮而紧者，为寒犯血分，外束闭而内逆壅，是以吐血，麻黄人参芍药汤治之。若脉浮而数者为伤风，风为阳邪，宜小柴胡汤加荆芥、防风、当归、白芍、丹皮、蒲黄、知母、石膏、杏仁治之。若因瘟疫，外证颇似伤寒，而内有伏热攻发，口舌苔白，恶热羞明，小便短赤，大便浊垢，心中躁烦，脉见滑数，宜升降散加桃仁、丹皮、花粉、生地、前仁、石膏、杏仁、甘草治之，犀角地黄汤亦治之。若因于暑，则发热心烦。暑者，湿、热二气合化之名也，以清热利湿为主，升降清化汤加防己、木通、前仁治之，病轻者去大黄。因于怒气逆上，血沸而吐者，宜丹栀逍遥散加青皮、牡蛎、蒲黄、胆草治之。气火太甚者，则用当归芦荟丸以平其横决。

因于劳倦困苦，饥饱不匀，以及忧思抑郁，心神怔忡，食少气短，吐血烦虚者，宜用归脾汤主之。中土虚寒者，加煨姜；虚热者，加柴胡、山栀。因于跌打损伤，以及用力努挣，而得失血之证者，法宜补气以续其绝，消瘀以治其伤，四物汤加黄芪、人参、续断、桃仁、红花、陈酒、童便治之。因于色欲过度，阴虚火旺，其证夜则发热，盗汗梦交，耳鸣不寐，六脉细数芤革，宜地黄汤加蒲黄、藕节、阿胶、五味治之。

止血之法，此其大略。如欲变化而尽善，非渗透全书，不能丝丝入彀。总而论之，血之为物，热则行，冷则凝，见黑则止，遇寒亦止。故有用热药止血者，以行血为止血，姜、艾等是也。有用凉水止血者，或用急流水，或用井华水，取冷则凝之义。芩、连诸药亦即冷止之义。有用百草霜、京墨、十灰散等以止血者，取见黑则止之义。黑为水之色，红为火之色，水治火故止也。此第取水火之色，犹能相克而奏功，则能知水火之性，以消息用药，何血证难治之有？又有用咸以止血者，童便、马通、扬尘水之类，此《内经》咸走血之义。童便尤能自还神化，服制火邪以滋肾水，大有功用。故世医云：服童便者，百无不生；不服童便者，百无不死。本人小便，清晨每服一碗，名回龙汤。各种随笔赞回龙汤之妙者甚伙，病家皆所当服也。

顾止血之法虽多，而总莫先于降气，故沉香、降香、苏子、杏仁、旋覆、枳壳、半夏、尖贝、厚朴、香附之类，皆须随宜取用。而大黄一味，既是气药，即是血药，止血而不留瘀，尤为妙药。识得诸法，其于止血之用，思过半矣。

夫所谓止血者，非徒止其溢入胃中之血，使不吐出而已也。盖大吐之时，经脉之血辐辏而至，其溢入胃中者，听其吐可也，下可也，即停留胃中，亦与糟粕无异，固无大害也。独动于经脉之中，而尚未溢出者，若令溢出，则不可复返矣。惟急止之，使犹可复还经脉，仍循故道，复返而为冲和之血。所谓止血者，即谓此未曾溢出仍可复还之血，止之使不溢出，则存得一分血，便保得一分命。非徒止已入胃中之死血已耳。今医动言止血，先要化瘀，不知血初吐时尚未停蓄，何处有瘀？若先逐瘀，必将经脉中已动之血尽被消逐，则血愈枯而病愈甚，安能免于虚损乎？惟第用止血，庶血复其道，不至奔脱尔，故以止血为第一法。

## 消 瘀

血既止后，其经脉中已动之血，有不能复还故道者，上则着于背脊胸膈之间，下则着于胁肋少腹之际，着而不和，必见疼痛之证。或流注四肢，则为肿痛；或滞于肌腠，则生寒热。凡有所瘀，莫不壅塞气道，阻滞生机，久则变为骨蒸、干血、痨瘵，不可不急去之也。且经隧之中，既有瘀血踞住，则新血不能安行无恙，终必妄走而吐溢矣。

故以去瘀为治血要法，用花蕊石散，令瘀血化水而下，且不动五脏真气，为去瘀妙药。如无花蕊石，用三七、郁金、桃仁、牛膝、醋炒大黄，亦有迅扫之功。顾旧血不去，则新血断然不生，而新血不生，则旧血亦不能自去也。譬诸君子之道不长，则小人之道亦不消。须知瘀血之去，乃新血日生，瘀血无处可留，迫之不得不去，故或化而走小便，或传而入大肠。

花蕊石化血从小便去，醋黄散下血从大便去。但能去瘀血，而不能生新血，不知克敌者存乎将，祛邪者赖乎正，不补血而去瘀，瘀又安能尽去哉？治法宜用圣愈汤以补血，加桃仁、丹皮、红花、枳壳、香附、云苓、甘草，补泻兼行，瘀既去而正不伤，治瘀之法，大旨如是。

然亦有宜用温药者，《内经》曰：血者喜阴而恶寒，寒则涩而不流，温则消而去之。且有热伏阴分，凉药不效，而宜用从治之法以引阳出阴者，方用仲景柏叶汤，为寒凝而血滞之正治，亦瘀血伏于阴分之从治法也。然三药纯温，设遇火烈之证非其所宜，或略加柔药调之，则合四物汤用，又有合泻心汤用者，则直以此反佐之也。

以上通论治瘀之法，而瘀血着留在身，上下内外又各有部分不同，分别部居，直探巢穴，治法尤百不失一。

审系血瘀上焦，则见胸背肩膊疼痛、麻木、逆满等症，宜用血府逐瘀汤或人参泻肺汤加三七、郁金、荆芥，使上焦之瘀一并廓清。

血瘀中焦，则腹中胀满，腰胁着痛。带脉绕脐一周，下连血室，女子以系胎，男子以束体，乃血之管领也。凡血证，未有带脉不病者。今瘀血滞于其分，则宜去之以安带脉。带脉在中焦脾之部分，即从脾治之，观仲景肾着汤，可知治脾即是治带。带有瘀血，宜用甲己化土汤加桃仁、当归、姜黄主之。腰痛甚者，加鹿角尖；胁腹痛甚者，加蒲黄、灵脂。

血瘀下焦，腰以下痛，小腹季胁等处胀满，是血瘀肝之部分，或积胞中，血海为痛，宜归芎失笑散主之。大便闭结者均加大黄。仲景逐瘀大剂，则有抵当汤、桃仁承气汤数方，皆苦寒大破下，为治瘀能事。亦有当用温药下之者，生化汤及牛膝散主之。本女科治产后恶露及胞衣不下之方。余谓男女虽异，其血则同，同是下焦瘀血，故借用其方往往有验。且下焦原系阴分，上焦之瘀多属阳热，每以温药为忌，下焦之瘀多属阴凝，故产妇喜温而忌寒，以其血在下焦也。知此，则知以温药治下焦瘀血，尤为合宜。然亦须审系寒凝，乃用温药，若血室热，则仍是桃仁承气之证。

又有瘀血流注，四肢疼痛肿胀者，宜化去瘀血，消利肿胀，小调经汤加知母、云苓、桑皮、牛膝治之。又有瘀血客于肌腠，阻滞荣卫，发寒发热，似疟非疟，骨蒸盗汗，咳逆交作，用小柴胡汤加当归、桃仁、丹皮、白芍主之。寒甚者，再加芥穗、细辛；热甚者，再加花粉、粉葛、青蒿、知母；咳有痰火，加瓜霜、杏仁、寸冬、五味、云苓、知母；水饮上冲，加葶苈子。盖小柴胡原是从中上疏达肝气之药，使肝气不郁，则畅行肌腠而荣卫调和。今加去瘀之品则偏于去瘀，凡瘀血阻滞荣卫者用之立验。

总而论之，血瘀于脏腑之间者，久则变为干血，化为痨虫。血瘀于躯壳之间者，或病偏枯，或化痈脓。血瘀于肌腠之间者，则变骨蒸，毛发焦折，肌体瘦削。一切不治之证，总由不善去瘀之故。凡治血者，必先以去瘀为要，另详瘀血门。

# 宁　血

吐既止，瘀既消，或数日间，或数十日间，其血复潮动而吐者，乃血不安其经常故也，必用宁之之法，使血得安乃愈。其法于止吐消瘀中已寓厥治。然前药多猛峻以取效，乃削平寇盗之术，尚非抚绥之政，故特将宁血旨意重加发明，以尽其用。

有外感风寒以致吐血，止后荣卫未和，必有身痛寒热等症，香苏饮加柴胡、黄芩、当归、白芍、丹皮、阿胶治之。有胃经遗热，气燥血伤而血不得安者，其症口渴哕气，恶闻人声，多躁怒，闻木音则惊，卧寐烦而不安，犀角地黄汤主之。重则合白虎汤，大清大凉，以清胃热。轻则止用甘露饮以生胃

中医临床实用经典丛书（大字版）　血证论

津，而血自愈。有因肺经燥气，气不清和，失其津润之制节，而见喘逆咳嗽等症，以致其血牵动，清燥救肺汤主之。火甚加犀角，血虚加生地，痰多加尖贝润燥宁血，为肺痿等症之良方。葛可久《十药神书》专医虚损失血，用保和汤亦佳，润肺利气，平燥解郁。前方清纯，此方活动，随宜取用，血自安静而不动矣。

有因肝经风火，鼓动煽炽而血不能静者，则见口苦咽干，目眩耳鸣，胁痛逆气，躁怒决裂，骨蒸妄梦，以逍遥散平剂和之。审系肝经风气鼓动而血不宁者，再加桑寄生、僵蚕、玉竹、枣仁、牡蛎、青蒿。此从仲景白头翁汤得来，仲景治产后血痢，取白头翁平木息风。盖肝为藏血之脏，风气散而不藏，则必平之使安，而从血乃得安也。又或肝火偏胜，横决而不可遏，致令血不能藏者，则宜加阿胶、山栀、胆草、胡黄连、前仁、牛膝、青皮、牡蛎。当归芦荟丸尤破泻肝火之重剂，但不如逍遥散加减之稳。

又有冲气上逆，其症颈赤头晕，火逆上气，咽喉不利，乳下动脉辟辟弹指，颈上动脉现出皮肤。冲脉原不上头项，咽干者，以冲为血海属肝，因肝脉而达于咽也。颈脉动、面赤色者，以冲脉隶于阳明，冲气逆，则阳明之气随逆故也。《内经》谓冲为气街，又谓冲为血海，气逆血升，此血证之一大关键也。故仲景治血以治冲为要，麦门冬汤主之。陈修园谓去粳米，加白蜜，尤能滋补其阴。余谓治冲脉独取阳明。仲景既引其端，后人亦即当扩而充之。

审其冲阳太旺者，知母、枳壳、白芍、煅石膏均可加入，以清折之。栀子、黄芩、木通、前仁、牛膝利阳明之水者尤可加入，以分消之。此冲脉之气，上合阳明之治法也。然冲为气街，气根于肾，血海即丹田，肾气之所藏也。若冲脉挟肾中虚阳上逆喘急者，宜用四磨汤调纳逆气，是仲景桂苓甘草五味汤意。但仲景用桂枝化膀胱之寒水，谓气从少腹上冲咽喉，面热如醉，或热流于两股，或小便难而昏冒，忽上忽下，如电光之闪灼无定，乃阴盛格阳而阳气飞越，故以辛温化之。今系失血，阴气既伤，再用桂枝，岂不犯阳盛则毙之戒？故用沉香代桂，以纳浮阳，而即用人参以滋阴，沉香直走下焦，乌药治膀胱肾间之气。冲为血海，居膀胱肾间之地，治阳明者治其末，治膀胱肾间者是治其本也。

若肾中阴气大虚，而冲阳不能安宅，则用四磨汤加熟地、枣皮、山药、五味、枸杞子滋阴配阳以安之。若其人素有水饮，格阳于上，因而动血者，仲景桂苓甘草五味汤又为对证。第其方与血证本不相关，可加当归、白芍、丹皮、阿胶，或用苏子降气汤利痰降气，以靖冲逆，或用小柴胡汤加龙骨、牡蛎以导冲逆。

苓桂苏子汤是治痰饮以治冲之法，小柴胡又是清火以治冲之法。本方治热入血室，血室者，肝之所司也。冲脉起于血室，故又属肝，治肝即是治冲。血室在男子为丹田，在女子为子宫，其根系于右肾，肾中真阳寄于胞中，为生气之根，乃阴中之阳，肝木得之，发育条达，是为相火。其火如不归根，即为雷龙之火。龙骨、牡蛎，乃阳物而能蛰藏，取其同气以潜伏阳气，此尤治冲脉更进一层之法。合小柴胡，大有清敛相火之功。

若肾经阴虚，阳无所附，雷龙之火上腾者，用二加龙骨汤加阿胶、麦冬、五味，以引归其宅亦妙。肾气丸、麦味地黄汤皆可酌用。二方一以温药化气，一以阴药滋降。肾居冲脉之下，又为冲脉之根，安肾气即是安冲气，冲气安而血海宁，自不致于潮上矣。

总而论之，血之所以不安者，皆由气之不安故也。宁气即是宁血。以上所论各气治法，亦云详备，在临证者细审处之。

# 补 血

邪之所凑，其正必虚。不独补法是顾虚，即止血消瘀用攻治法，亦恐其久而致虚，故亟攻之，使邪速去，以免其致虚耳。但彼时虽恐其虚，而犹未大虚，故以去邪为急。若延日已久，未有不虚怯者。即血既循经，一如平人，而前次所吐之血，已属有去无回，其经脉脏腑，又系血所走泄之路，非用封补滋养之法，乌能完全？

补法不一，先以补肺胃为要。肺为华盖，外主皮毛，内主制节，肺虚则津液枯竭，喘咳痿燥诸症作焉。因其制节不得下行，故气上而血亦上，未有吐血而不伤肺气者也。故初吐必治肺，已止，尤先要补肺，用辛字润肺膏，滋补肺中阴液。肺既津润，则其叶下垂，气泽因之得以下降，利膀胱，传大肠，诸窍通调，五脏受益。如肺叶枯焦，不能覆下，则翘举而气亦上逆，不得卧息。外应皮毛不荣，下则二便不调，足痿肠燥，百病俱生。惟此膏润津，为痿燥良剂。近人黄坤载所立地魄汤，补土生金，补金生水，于补肺之法颇得。平时代茶，可用生脉散、黄芪糯米汤加阿胶、麦冬，亦能充补肺脏。凡此皆滋补肺阴，为失血必有之证治也。

而陈修园谓血虽阴类，运以阳和，心肺之阳一宣，如日月一出，爝火无光，诸般邪热俱除，血自不扰而循经矣。故又有温补肺阳之法，用保元汤，甘温除大热，使肺阳布濩，阴翳自消。设有痰饮咳嗽者，加五味、杏仁，或用六君汤加炮姜、五味。《内经》云：形寒饮冷则伤肺。上二方为形寒者立补肺之法，凡阳虚生外寒，及浊阴干上焦者，用以扶肺之阳，洵属良剂。

然失血之人多是阴虚，若执甘温除大热之说，妄投此等药料，鲜不致误。故年来从修园法者，能医杂证而不能医虚劳，以其偏于补阳故也。第以理论之，原有气不摄血之义，故十百之中，亦有一二宜补阳者。因并列其方，使人参观，以尽其变。

心为君火，主生血，血虚火旺，虚烦不眠，怔忡健忘，淋遗秘结，神气不安，用天王补心丹启肾之水，上交心火，火不上炎则心得所养。心经水火不相济者，以此补水宁心。若不关水虚，但由本脏之血虚火旺者，则但用养血清心之药而已。朱砂安神丸泻心火，补心血，并安心神，凡怔忡、昏烦、不寐之症皆可治之。若心阳不收，汗出惊悸，以及心火不下交于肾，而为梦遗、溺赤等症者，随用上二方，再加龙骨、牡蛎、枣仁、莲心、浮麦等以敛戢之，此为心经血虚火旺之大法。其有心经火虚，不能生血，瘦削悸怯，六脉细弱，宜用人参养荣汤，补脾胃以补心。《内经》云：中焦受气取汁，变化而赤是为血。是汤补心化血，以奉周身。名养荣者，专主以阳生阴，和畅荣血。凡气血两虚，变见诸证，皆可服也。

然女人血崩及产后亡血过多，均以温补为主，因其血下泻，属于脱证故也。至于吐血，乃血脉奋兴，上干阳分，是为逆证，宜温补者最少。然亦有阳不统阴，暴脱大吐，阴亡而阳亦随亡者，温补又为要法。甚矣，医者辨证不可不详，而用药不可执一也。故近日从丹溪者专用苦寒，从修园者专用温药，皆是一弊。

脾主统血，运行上下，充周四体，且是后天，五脏皆受气于脾，故凡补剂，无不以脾为主。思虑伤脾，不能摄血，健忘怔忡，惊悸盗汗，嗜卧少食，大便不调等症，归脾汤统治之。脾虚发热，加丹皮、炒栀；兼肺气燥者，加麦冬、五味；胀满而水谷不健运者，加陈皮、煨姜，或加阿胶以滋血，或加柴胡、贝母以解郁，或加鱼胶以固血，独于熟地不可加入，以碍其统摄运行之用。盖此乃以阳生阴，以气统血之总方，不似四物、六味以阴益阴也。

且脾与肝肾，滋阴之法亦各不同。若脾阴虚，脉数身热，咽痛声哑，《慎柔五书》用养真汤煎去头煎，只服二三煎，取无味之功以补脾，为得滋养脾阴之秘法。杨西山专主甲己化土汤，亦颇简当，而人参、花粉尤滋生津液之要药。世但知砂、半、姜、蔻为扶脾进食之要药，不知脾阳不足，不能熏化水谷者，砂、半、姜、蔻自系要药。若脾阴不足，津液不能融化水谷者，则人参、花粉又为要药。试观回食病，水谷不下，由于胃津干枯，则知津液尤是融化水谷之本。

近日西洋医法书传中国，与《内经》之旨多有牴牾，实则《内经》多言其神化，西洋多滞于形迹。以《内经》之旨通观之，神化可以该形迹。然西人逐迹细求，未尝无一二通于神化者也。《内经》之旨，谓脾主消磨水谷，肝胆之气寄在胃中，以疏泄水谷。西医则云，谷入于胃，有甜肉汁来往以化之，又苦胆汁注于小肠以化之，与胃津合并化其谷食。《内经》所言，化谷以气；西医所言，化谷以汁。有此气，自有此汁。今人读《内经》，不知经文举精以盖粗，竟至得用而遗体，反不若西医逐迹以求，尚知谷食之化在于汁液也。

但西医有此论，而用药不经，不足为训。吾于滋胃汁，每用甘露饮、清燥养荣汤、叶氏养胃汤。滋脾汁，用人参固本汤、炙甘草汤去桂枝加白芍。滋胆汁，用小柴胡汤去半夏加花粉生津化谷，以折衷中西之医法，而为补养脾阴要义。知此，庶可补李东垣《脾胃论》之所不足。

若果脾阳不旺，不能磨化水谷者，则用六君子加香砂以燥之。如欲专意填补，则仲景小建中汤尤胜，补阳致阴，为虚劳圣方。今即不能恪遵，但得其意，则于归脾、六君、补中益气诸方，可以变化神奇，用收广效。归脾汤从建中汤重浊处用意，补中汤从建中汤轻清处用意。第此方桂枝阳燥，于血证有宜不宜，用者审之。如命门真火不能生土，吐利厥冷，阴火上冲，头面赤色，恶心逆满，用正元丹温补少火，而又无壮火食气之虞，是能得小建中之遗意者也。葛可久白凤膏，化平胃散之燥变为柔和，又用酒送，取五谷之精，合诸药以养脾胃，治饮食不进，发热劳倦，和血顺气，功效最大。

肝为藏血之脏，血所以运行周身者，赖冲、任、带三脉以管领之，而血海胞中又血所转输归宿之所，肝则司主血海，冲、任、带三脉又肝所属，故补血者总以补肝为要。李时珍谓肝无补法，盖恐木盛侮土，故为此论。不知木之所以克土者，肝血虚则火扰胃中，肝气虚则水泛脾经，其侮土也如是，非真肝经之气血有余也。且世上虚痨多是肝虚，此理自东垣《脾胃论》后少有知者。

肝血虚，则虚烦不眠，骨蒸梦遗，宜四物汤加枣仁、知母、云苓、柴胡、阿胶、牡蛎、甘草，敛戢肝魂，滋养肝血，清热除烦，为肝经阴虚滋补之法。

又有肝经气虚，脏寒魂怯，精神耗散，桂甘龙牡汤以敛助肝阳，阳虚遗精、惊悸等症宜之。独与失血未尽合宜，以其纯用气分药故也。仁熟散用血分药较多，温润养肝血，功与炙甘草汤相近。

若肝之血不畅和，亦可用滑氏补肝散，以酸味补肝体，以辛味补肝用。妙独活一味，借风药以张其气，若去独活加桑寄生，则又有宁息风气之妙，方意实从逍遥散套出。但此方气味厚，俱纯于补肝，逍遥散气味较薄，故纯于和肝。凡肝有郁火，胸胁刺痛，头眩心悸，颊赤口苦，寒热盗汗，少食嗜卧，无不治之。

又有肝经血脉大损，虚悸脉代者，法宜大生其血，宜仲景炙甘草汤大补中焦，受气取汁。并借桂枝入心，化赤为血，使归于肝，以充百脉，为补血第一方。

世医补血而不得血之化源，虽用归、地，千石无益。果参透此旨，则归脾汤之用远志、枣仁，是入心理血之源也；逍遥散之用丹、栀，是入心清血之源也。从此一隅三反，自有许多妙用。

肾为水脏，上济君火则水火既济，上交肺金则水天一气，水升火降，不相射而相济，安有不戢自焚之患？设水阴之气虚而火热之气亢，喘咳蒸灼，痰血痨瘵均作矣。凡人后天之病，久则及于先天。寇深矣，若之何？凡治虚者不可以不早也，地黄汤主之，补肾之阴而兼退热利水，退热则阴益生，利水则阴益畅。盖膀胱化气，有形之水气下泄，则无形之水阴如露上腾而四布矣。以济君火，则加枸杞、元参；以输肺金，则加生脉散；火甚者，再加黄柏、知母。如小便清和，无痰气者，只需专意滋肾，左归饮多服为佳。回龙汤滋阴降火，同气相求，视无情草木尤胜。如阴虚火旺，足痿筋焦，骨蒸头晕，用丹溪大补阴丸滋阴潜阳，以苦寒培生气，较地黄汤更优。以上补肾阴法。

又有宜补肾阳者，肾为水脏而内含阳气，是为命火。此火上泛则为雷龙之火，下敛则为元阳之气。引雷龙之火以归根，则无上热下寒、头晕腰痛、肿喘癃闭之症。用肾气丸从阴化阳，补火济水以治之，再加牛膝、车前，或黄柏、知母，更能利水折火。如不须化水，但须补阳者，则用黄氏天魂汤，是从仲景附子汤套出，虽不及附子汤力量之厚，较附子汤药尤纯和。血家忌刚燥，间有宜补元阳者，亦以此等为佳。

夫肾中之阳达于肝，则木温而血和，达于脾，则土敦而谷化。筋骨强健，手足不清冷，卫气固，不恶寒，皆肾阳足故也。然肾水赖阳以化，而肾阳又赖水封之。此理不可偏废，补肾者所宜细求。

以上所论补法，轻重进退，各有法度，非如张景岳辈多集补药而已也。总而论之，血证属虚劳门，故宜滋补。第恐瘀邪未清，骤用补法，则实以留邪为患，而正气反不受益。历见干血痨瘵等症，皆系医人横用滋补，以致旧血不去，新血不生。不知旧血客于经络脏腑之间，如木之有蛀，不急去之，非木死，其蛀不止也。故仲景治干血用大黄䗪虫丸。夫既成虚劳之证，而内有干血，尤须峻药去之，则其虚未成者，更不可留邪为患。故实证断不可用补虚之方，而虚证则不废实证诸方，恐其留邪为患也。或虚中实证，则攻补兼用，或十补一攻，在医者之善治焉。

以上所论，吐血始终，治法略备，惟于兼证变证不及详言。另立门类，缕分条析，查证治者，可以钩考而得之。

中医临床实用经典丛书（大字版） 血证论

# 呕　血

吐血者，其血撞口而出，血出无声。呕血者，血出有声，重则其声如蛙，轻则呃逆，气不畅遂而已。同是血出口中，治与吐血无异，但吐无声而呕有声，证既小异，而治法若不加详，安能丝丝入彀？以轻重论，则吐轻而呕重。吐则其气尚顺，呕则其气更逆也。以脏腑论，吐血其病在于胃，呕血其病在于肝。何以言之？盖肝木之气主于疏泄脾土，而少阳春生之气又寄在胃中，以升清降浊，为荣卫之转枢。故《伤寒论》少阳为病，有干呕、呕吐不止之病，是少阳转枢不利，清气遏而不升，浊气逆而不降也。《金匮》呕涎沫、头痛、胸满者，吴茱萸汤主之，取吴萸降肝之浊气，肝气降而呕自止。是肝木失其疏泄之常，横肆侮土，故成呕逆，主用吴茱萸降肝之浊气，肝气不逆，则呕止矣。

由此观之，可知凡呕皆属肝胆，而血又肝之所司，今见呕血之证，断以调肝为主。诸家皆言呕血出于肝，而未详其理。吾故旁引《金匮》《伤寒》以证明之。但《金匮》《伤寒》之呕乃杂病之呕，属于气分者也，而失血之呕则专主血分，治法自有不同耳。

先干呕，然后呕血，呕血后仍发干呕者，皆少阳之逆气也，用大柴胡汤加蒲黄、丹皮、桃仁、当归治之。呕血既止，再服小柴胡汤以调和荣卫，转枢表里。上焦得通，津液得下，胃气因和，呕哕自止，血自安静而不上潮矣。然肝胆相连，胆病未有不及肝者，丹栀逍遥散可并治之。

但呕不吐属少阳，呕吐兼有属肝经。肝气善怒，其火最横。观《伤寒论》，肝气侮肺名曰纵，刺期门。肝气侮脾名曰横，刺期门。皆取刺法以泻之，则知肝气怒逆而为呕逆，尤宜攘除肝火，不可纵敌为患。今本仲景刺法之意，变用汤药，宜当归芦荟丸加丹皮、蒲黄。凡发怒呕血以及肝气横逆，其症恶闻人声，欲死不欲生，欲按剑杀人，及惊狂骂言，不认亲疏，皆肝经无情之火，非此大剂不能歼除。若此时因循，延至日久，病气未衰，正气先衰，虚中挟实，不攻不愈，欲攻不堪，是犹宋用贾似道，养奸为患，至国促而始去之，晚矣。若审其病稍轻者，但须凉肝血，调胃气，则呕血自止，犀角地黄汤加柴胡、枳壳，服后血止，再服逍遥散加阿胶、牡蛎、香附以收功。

有平时呕酸呕苦，以及失血之后常呕酸苦者，呕酸是湿热，试观夏月热汤过夜则变为酸味，便知呕酸是湿热。呕苦是相火，胆汁苦，故相火之味能变胃津使苦。宜借用左金丸，再加血分药，以治血分为宜。盖此二药辛苦降泄，治血药中以为引导尤效。

呕血止后，如肝胆火旺，血虚烦躁，颊赤口渴，胸胁刺痛，发热盗汗，魂梦不安，此乃相火内炽，欲作骨蒸痨瘵，宜柴胡清骨散以治之。如兼咳嗽，喉间作痒，乃肝肺之气不相调叶，宜用四逆散、香苏饮，再加杏仁、枳壳、枯芩、知母、当归、白芍治之。如咽喉中常若有气哽塞，善哕气打呃者，乃肝与心之气不畅故也，香苏饮加柴胡、薄荷、射干、牛蒡子、尖贝、当归、旋覆花治之。逍遥散尤通治肝经之要药，加减得宜，皆能应手而取效也。

呕虽属于肝胆，然亦未有不关胃腑者也。胃气逆上治法已详吐血门，今并为医者补言之。凡血证带呕者，但治其血，血止而呕自止。凡呕证带血者，有如回食病，呕后见血水，此胃逆血枯，难治之证，大半夏汤、麦门冬汤治之，玉女煎加蒲黄、麻仁亦效。四物汤加甘草、寸冬、枳壳、茯苓、藕汁、萝卜汁、生姜、荆竹油，皆清利胃气、养血止呕之药。

此篇论血，单以呕血论，然失血证未有单见一证而不兼见诸证者，今欲详其条目，不得不分门立说。至于用方，则须参考诸证而变化之。若拘守一门，以求方治，岂不胶柱鼓瑟。

## ⤙⤚ 咯 血 ⤙⤚

咯血者，痰带血丝也。昔人谓咯血出于心，谓心主血脉，咯出血丝象血脉之形故也。又谓咯血出于肾，盖肾主五液，虚火上升，则水液泛上，凝而为痰。然第吐痰已也，而何以又带血丝哉？盖肾气下行，则水出膀胱，今肾经之气不化于膀胱，而反载膀胱之水上行为痰。膀胱者，胞之室，膀胱之水随火上沸，引动胞血随之而上，是水病兼病血也。观女人先发水肿，然后断经者，名曰水分，是水病而连累胞血之一证。又观《伤寒论》热结膀胱，其血自下。夫热结膀胱是水病也，而既能惹动胞中之血从小便而下，又水病兼动胞血之一证也。据此，可知水泛为痰，而亦能牵引胞血矣。古法但谓咯血出于肾，而未能发明，致庸劣者竟谓其血出于肾脏，非也。所谓咯血出于肾者，乃肾气不化于膀胱，水沸为痰，而惹动胞血之谓也。此论从古未经道及，而余从《伤寒》悟出，千虑一得，不容自秘。医者知此，则可知治咯之法，并可知治痰之原矣。

仲景猪苓汤化膀胱之水，而兼滋其血，最为合法，再加丹皮、蒲黄以清血分。凡痰之原，血之本，此方兼到。或用地黄汤加旋覆花、五味、天冬、寸冬、蒲黄。火甚者，用大补阴丸加海粉、牛膝、云苓、丹皮、蛤蚧。凡此数方，皆主利痰立法，是就肾主咯血之说以出治也。肾水化于膀胱，故泻膀胱即是泻肾。膀胱与血室同居一地，膀胱之水不泛，则自不动血室之血矣。数方皆治膀胱，兼治血室，故效。

夫痰为肾之所主，血实心之所主也。况水火互根，肾病及心，心病亦及肾。其有心经火旺，血脉不得安静，因而带出血丝，咳逆、咽痛者，导赤饮加黄连、丹皮、血余、蒲黄、天冬、寸冬、尖贝、茯苓治之。地骨皮散加茯苓、射干、旋覆花、牛膝，太平丸亦治之。

以上数方，皆就咯血出于心之说以立法。心主血脉，部居胸中，与肺为近，肺气咳逆犹易牵动心部之血，故痰咳者，往往带出血丝，治血丝以心为主。肺为水之上源，水不清而凝为痰，痰不降而牵动血。治肺之痰，又是治咯血捷法。盖痰血之来，虽由心肾，而无不关于肺者也。太平丸为治肺通剂，紫菀散、保和汤皆善能涤除肺痰，补泻兼到。另参咳血、唾血门，可尽其治。

## 唾　血

脾主消磨水谷，化生津液，津液腾溢，水阴四布，口中清和，湛然如露，是以终日不饮而口不渴，亦终日闭口而唾不生。惟脾之津液不能清和散布，于是凝聚而为唾。是唾者，脾不摄津之故也。知脾不摄津而唾津，则知脾不摄血而唾血矣。唾津其常耳，而唾血又甚焉。盖津乃气分之阴液，其源即在胃中，凝而为唾，其来既近，其伤不多。至于唾血，则出于阴分。

中医临床实用经典丛书（大字版）

血证论

《内经》云：脾为阴中至阴。盖五脏俱属阴经，而脾独名太阴，以其能统主五脏而为阴之守也。其气上输心肺，下达肝肾，外灌溉四旁，充溢肌肉，所谓居中央、畅四方者如是。血即随之运行不息，所谓脾统血者，亦既如是。世医不识统血之义，几指脾为贮血之器，岂不愚哉？

脾能统血，则血自循经而不妄动。今其血走泄胃中，为唾而出，是脾之阴分受病，而失其统血之常也。审系脾经火重，唇口干燥，大便秘结，脉滑实者，宜用泻心汤加当归、生地、白芍、花粉、寸冬、枳壳、蒲黄、甘草。若是脾经阴虚，脉细数，津液枯，血不宁者，麦冬养荣汤加蒲黄、阿胶，甲己化土汤加生地、花粉、人参、寸冬、藕节、侧柏叶、莱菔汁、枳壳，皆滋利脾阴之要药。

如或七情郁滞，脾经忧虑，伤其血而致唾血者，以脾主思虑，故每因思虑而伤脾阴，睡卧不宁，怔忡劳倦，饮食不健，宜用归脾汤以补心脾，再加阿胶、柴胡、炒栀、棕灰、血余，以解郁火，清血分，此治脾兼治心，心脾为思虑所伤者应手而效。又凡脾经忧抑，则肝木之气遏于脾土之中，不能上达，故清阳不升，郁为内热。不须清热，但解其郁，郁升而火不遏矣，逍遥散主之。

脾土阴而用阳，脾经阴虚火郁者，上法略备。又有脾之阳气不旺，无以统运阴血，心战脉弱，四肢清冷，饮食不健，自汗身热者，用归脾汤补脾之阳以生血，人参养荣汤、正元丹皆治之。

亦有清晨唾血，每早初醒，血液满口，唾出即净，明晨又唾，乃卧后血不归经，溢出口中。实证则由肝不藏血，必有头痛、口渴、便闭之症，用当归芦荟丸治之。虚证则由脾不统血，必有怔忡、虚烦、不眠等症，用归脾汤加丹皮、山栀、棕灰、五味治之。此证与肾虚齿衄相似，宜参看之。

高士宗曰：偶然唾血，一哈便出者，不药可愈，谓其血近胃，如先血后便为近血一般，故不药可愈。吾谓亦宜少用清味之药，可服甲己化土汤加银花、竹茹、莱菔汁。丹溪又谓唾血皆属于肾，是混唾、咯为一症。而以肾血之来，其路最深，其证最重，用保命生地散治之。吾谓先唾痰水，唾久然后唾血者，此血来路远，其证深，可用丹溪法治之。然亦有丹溪法所不能治者，即吾所定诸方，亦有不能尽治，别参吐、咳诸门，自有治法，勿谓余论之不备也。

## 咳　血

肺主气，咳者气病也。故咳血属之于肺。肺之气，外合于皮毛，而开窍于鼻。外证鼻塞，皮毛固闭，则其气反而内壅，呛出喉间，发为咳嗽，此外因之咳也。肺之气下输膀胱，转运大肠，通调津液而主制节。制节下行，则气顺而息安。若制节不行，则气逆而咳，此内因之咳也。夫外因之咳，不过其窍闭塞，肺气不得达于肌表，于是内奔喉间而为咳，其于肺之本体，固未常受伤也。至于内因之咳，则由于制节不行之故。盖肺为金体，其质轻清，肺中常有阴液冲养其体，故肺叶下垂，如天道下际，其气泽之下降，亦如雨露之下滋。因之膀胱通，大便调，五脏六腑之气皆得润利而不壅遏，肺气通调之益也。设肺中阴液不足，被火克刑，则为肺痿。肺叶焦举不能下垂，由是阴液不能垂之下注，肺中之气乃上逆而为咳，此内因之咳，难治之证也。

以上二者，乃肺之本病自致咳嗽者也。又有为他脏所干，而亦咳嗽者，则以肺为华盖，诸脏皆居其下，故他脏痰饮火气皆能上熏冲射，使肺逆咳。故《内经》咳嗽论，详别脏腑而总言之曰：聚于胃，关于肺。病虽由于他脏，而皆在于肺，此肺之所以主咳嗽也。

人必先知咳嗽之源，而后可治咳血之病。盖咳嗽固不皆失血，而失血则未有不咳嗽者。或外感失血，病由皮毛，内合于肺，自应咳嗽；或由胃中积热，火盛乘金，气上而咳；或由肝之怒火，上逆而咳。此失血之实证，必致咳嗽者也。或由阴虚火旺，肺失清肃之令，痿燥作咳；或挟脾经忧郁，心经虚火，以致咳嗽；或肾经阴虚，阳气不附，上越而咳。此失血之虚证，不免咳嗽者也。又有痰咳，界在半虚半实之间。又有气咳，属在虚多实少之证。或先咳而后失血，或先失血而后咳。或暂咳即愈，或久咳不止。种种不一，必细推究之。而于失血虚劳，庶得调治之法。

## 实　咳

外感风寒，先见头痛、恶寒、发热等症。仲景云：咳而喘息有音，甚则吐血者，用麻黄汤。李东垣师其意，用麻黄人参芍药汤。可见咳嗽吐红之症多有因外感者，古法用麻黄，乃劫病之剂，且是气分之药，于血分尚少调治。须知咳固气病，然使不犯血分，又何缘而失血也哉？故必以兼顾血分为宜。

《医宗金鉴》用苏子降气汤，余则用小柴胡汤加紫苏、荆芥、当归、白芍、丹皮、杏仁，于气分血分两兼治之，最得和表清里之法。火重秘结者，加酒军；恶寒无汗者，加麻黄；胸胁腰背刺痛胀满者，为有瘀血，再加桃仁、红花。盖小柴胡为通利三焦、治肺调肝、和荣卫之良方，加减得宜，左宜右有，凡血家兼有表证者，以此方为主，极为妥当。普明子止嗽散亦可用，但药力薄，不堪治重病。如咳嗽轻、带血少者，又须用此轻剂以调之，斯为中病而不致太过。止血者，再加蒲黄、藕节；清火者，再加枯芩、寸冬；降痰，加尖贝、茯苓；降气，加杏仁、枳壳；补血，加当归、生地。

凡上两方及加减之法，皆为新病咳血而设。其有外感既久，陈寒入肺，久咳喘满，因而失血者，乃咳嗽气逆，牵动诸经之火以克肺金，肺气亦能牵动胸背脉络之血随咳而出。是病虽生于寒，而实因寒动火，治法但温其寒，益动其火，宜清火疏寒，面面俱到，斯不差爽。用千金麦门冬汤并小柴胡加苏子、冬花。盖寒中包火者，宜小柴胡加减，以清郁火。火中伏寒者，宜千金麦门冬汤以搜陈寒，或用细辛代麻黄，再加黑姜、五味，尤去肺寒要药。但血证多忌刚燥，更合枯芩、寸冬、玉竹、瓜霜以柔之，用去火中伏寒，庶几调剂得法。然而寒在肺中，久亦变从火化。既化为火，便当专治其火。兼温其寒，是犹抱薪救火矣。

以上所论，外感风寒变为咳血，此证最多，医者误治，往往酿成痨瘵，慎之慎之。此外又有内受温暑湿热者，亦能攻发而为咳血，其症身热口渴，小便不利，胸腹烦满，与外感风寒相似，治宜专清其里，忌发其表。盖此病皆袭入口鼻，侵入脉络，伏留肠胃膜原之间，不似伤寒从肤表入者，故但用清里之药，不可发表，以张病势。里清则表自和，咳血自止，人参泻肺汤治之。

若其人素嗜厚味，胃火炎上作咳者，用犀角地黄汤加麦冬、五味、杏仁、枳壳、藕节。又或肝经怒火逆上，侮肺作

中医临床实用经典丛书（大字版）

血证论

咳，则用柴胡梅连散加青皮、牡蛎、蒲黄、丹皮、生地。

又有热邪激动水气，水上冲肺，咳逆不得卧，或其人面目浮肿者，仲景谓之风水，用越婢汤。血家风火相动，激水气上升者，毋庸以麻、桂发表。平肝风宜柴胡、白芍、桑寄生、僵蚕、青蒿、荆芥、薄荷之属，清肺火宜枯芩、知母、石膏、天麦冬，清肝火宜胆草、黄柏，清心火宜黄连、炒栀。治激动冲上肺中之水，宜葶苈、苡仁、防己、桔梗、杏仁、云苓。合此数品药，以求方治，其于风火激动水气冲肺，肺胀、咳嗽之症，乃为合宜。

盖仲景越婢汤，是治外感肺胀之法。吾所论者，乃血证内伤肺胀之法。吾曾治数人，有用泻白散合葶苈泻肺汤而效者，有用二陈汤合知母、石膏、荆芥、薄荷、防己、木通而效者，有用小柴胡加荆芥、紫苏、杏仁、防己、木通、寸冬、兜铃而效者。

又丹溪云：此证多系痰挟瘀血，碍气为病。若无瘀血，何致气道如此阻塞，以致咳逆倚息而不得卧哉？用四物汤加桃仁、诃子、青皮、竹沥、姜汁治之。丹溪此论，泂中病情。盖失血之家所以有痰，皆血分之火所结而成，然使无瘀血，则痰气有消容之地，尚不致喘息咳逆而不得卧也。血家病此，如徒以肺胀法治之，岂不南辕北辙？丹溪此论，可谓发矇振聩，第其用四物汤加减，于痰、瘀两字，未尽合宜。余谓可用通窍活血汤加云苓、桔梗、杏仁、桑皮、全皮、尖贝，小柴胡加当、芍、桃仁、丹皮、云苓尤妥。此皆血家咳嗽属实证者，再参兼证咳嗽条更详。

## 虚 咳

肺为娇脏，无论外感内伤，但一伤其津液，则阴虚火动，肺中被刑，金失清肃下降之令，其气上逆，嗽痰咳血，变为肺痿重病。吐白沫如米粥，咽痛声哑，皮毛洒淅，恶寒憎热，皆金损之证，不易治也。此病无论寒久变火，火郁似寒，总以《十药神书》保和汤治之。盖肺金火甚，则煎熬水液而为痰，水液伤，则肺叶不能腴润下垂，其在下之肝肾气又熏之，肺叶焦举，不能制节，故气逆为咳。气愈逆，痰愈滞，所以久咳不止也。此方润肺涤痰，止血和气，无论寒久变火，火郁似寒，痰血痿燥等证，皆统治之。凡由外伤变作虚咳劳证者，以此方为第一。

又有肺中阴虚，本脏气燥，生痰带血，发为痿咳。以及失血之后，肺燥成痿，痰凝气郁，久咳不止。此乃内伤所致，不必治其余病，但补其肺，诸病自愈。用清燥救肺汤甘凉滋润，以补胃阴而生肺金。肺金清润，则火自降，痰自祛，气自调，咳自止。血枯加生地，火甚加犀角，痰多加贝母，带血加蒲黄。以上二方，于肺经虚火治法綦详。

失血之人，多是阴虚火旺，照上治法者十居八九，亦有一二属肺经虚寒者。《内经》云：形寒饮冷则伤肺。肺恶寒，多涎唾上气，仲景用甘草干姜汤治之。然《金匮》自言遗溺、小便数，所以然者，以上虚不能制下故也，则明见有虚冷遗溺之实据，乃用甘草干姜以温之。且其脉必沉弦迟微，痰必清稀泛溢，不似清燥、保和二汤所治，故主温药。吾谓可用六君子为主，再加当归、白芍、炮姜、五味，则于止咳止血皆宜。脾经虚寒，痰动咳嗽者，此方亦宜。

若脾经虚火，生痰带血，则宜逍遥散加寸冬、藕节、蒲黄。若肝经虚火，生痰带血，亦宜逍遥散加丹皮、山栀、五味。又有肾经虚火，生痰带血者，另详唾血、咯血门。肝肾虚证，均详吐血门降冲气条，并详见六卷咳嗽门。

# 痰 咳

肺中痰饮实热，气逆而咳血者，扬汤止沸，不如釜底抽薪，泻肺丸主之。夫咳血之证，未有不与痰为缘者。人身之气以运血，人身之血即以载气。血少则气多不能载之，壅于内而为热。热则水津被灼，煎熬成痰，是以火旺则痰盛。痰盛则滞气之往来，气阻则壅积，而益生其热，故痰甚而火益旺。此时补虚则助邪，此时逐邪则重虚，是惟攻补兼用，庶几两得其治。

先用《十药神书》消化丸，临卧用饴糖拌吞以攻其实，即嚼化太平丸以补之，攻补兼施，为除暴安良之妙法。时医但事滋补，岂不误了多人。若病家兢业，不敢用消化丸者，可用二陈汤以初解之。二陈降气利水，为祛痰通剂。若欲兼利肺气，加杏仁、苏子、桑皮。咳逆倚息不得卧者，为水饮冲肺，肺叶不得下降，加葶苈、大枣。若火甚者，加瓜蒌霜、黄芩、老连；火轻者，加寸冬、知母；兼理风寒，加柴胡、荆芥、防风；兼理血分，加当归、白芍、丹皮、桃仁。上方皆是去实痰之治法。

又有虚痰，乃肺经阴虚，燥气生痰，黏着喉间，滞涩声音，喘咳发热，脉细数者，不宜渗利再伤水津，但宜滋润以生津，津生则痰豁，宜保和汤、清燥救肺汤、紫菀散。如喉中有痰核、气核，哽塞不得吞吐者，为梅核证，乃心火凝痰，宜豁痰丸加牛蒡子，香苏饮加桔梗、枳壳、尖贝、云苓、旋覆、甘草亦治之。

又有胃中痰气动膈，症见胸胁逆满，咳喘哕呃者，失血家往往有之，宜用礞石滚痰丸治之。若胃中气虚挟痰饮者，宜旋覆代赭石汤。兼治血分，则加当归、白芍、苏木；兼治火热，则加寸冬、枯芩。哕呃详六卷，兹论痰咳，未及备载。

痰咳之证，又有肝气上逆，干犯肺经，挟痰滞气，以致咳嗽。其症口苦头痛，颊赤多怒，两胁作痛，宜温胆汤加青皮、白芥、柴胡、炒栀。若肝火横决怒逆者，加姜黄、大黄。若肝经虚火郁而生痰，宜用丹栀逍遥散加龙骨、牡蛎、阿胶、贝母。

夫痰饮之病，其标在肺，其本在肾，肾水上泛，是为痰饮。痰饮冲肺，乃生咳嗽。故治痰饮以肾为主，肾经阳虚不能镇水，水气泛上，振寒喘咳者，用真武汤加细辛、干姜、五味。若肾水因寒而动，上凌心火，心悸喘咳，虚阳上浮，咽痛面热，宜用苓桂术甘汤加细辛、五味，温寒利水。然此乃单为痰饮立法。血家阴虚阳亢，多忌刚燥，往往以此等药剂为忌。即系肾阳不能化水，以致便短、喘咳，痰饮上干，亦只宜肾气丸从阴化阳，温而不烈。此方自宋元来，莫不珍为至宝。谓失血虚劳，上热下寒，阳浮于外，阴孤于内，惟此方引阳入阴，用药神妙。

顾肾阳虚浮者，此方诚为至宝。若肾阴虚浮者，此方又非所宜。夫失血之人，浮热昏烦，痰喘咳嗽，多是真阴内虚，阳无所守。究阳之所以不守，实由阴虚使然，非阳虚也。径投此方，阴未生而阳愈亢，名为以阳生阴，实则以阳促阴也。如果上热下寒、外阳内阴之证，则尺脉必微弱，大小便必溏泄，手足必清冷。即渴欲饮，亦是饮一溲二，乃用此方最为神效。设纯是阴虚，则此方又不宜用。即欲以阳生阴，亦只可少用桂、附以反佐之。如滋肾丸知、柏各五钱，而桂只五分，借以从阳引阴耳，岂可多用桂、附而助阳以敌阴哉？若是肾中阴虚，火上水升，凝滞为痰，则宜猪苓汤主之。地黄汤加麦冬、五味、旋覆、阿胶、杏仁、蛤蚧、牛膝，亦仲景猪苓汤意，而滋补之功尤多。参看咯血门更详。

# 气 咳

无痰无血，但是气呛作咳，乃失血家真阴虚损，以致肺气不敛，肾气不纳，其病至重，最为难治。审其由肺气不敛者，其人不能仰卧，卧则气逆而咳，咳则心下煽动，或肺叶偏枯，则侧卧一边，翻身则咳不休，俱宜用清燥救肺汤加百合、五味、琥珀、钟乳石以镇补肺金。金得保养，则能覆下收敛，而气自不咳。

审其由肾气不纳者，其人短气喘息，阴火上冲，两颧发赤，咽喉不利。仲景谓，失血脉数，发热而咳者，不治。即谓此阳不附阴、气不归元之重证。六味丸加沉香、五味、寸冬、磁石以滋补镇纳之，使气既吸引归肾，而肾水滋生，又有以封镇其气，则气自不咳逆矣。或用肾气丸加寸冬、五味、牛膝，借桂、附以引气归元。陈修园谓肺肾不交，水天俱虚，用二加龙骨汤加阿胶、寸冬、五味。余按肾气丸、二加龙骨汤皆是肾阳虚、肺阴虚，上热下寒之治法也。

若肺肾之阳俱虚，元气不支，喘息困惫者，则宜用保元汤加五味，上二方又不恰切。

若肺肾之阴俱虚者，上三方俱不中肯。失血家气喘咳逆者，多是阴虚。气生于肾而主于肺，肺阴足，则气道润而不滞；肾阴足，则气根蓄而内涵。惟肺阴不足，是以气燥而咳；肾阴不足，是以气浮而咳。此乃肺肾阴虚不交之证，治宜参麦地黄汤及三才汤，以滋二脏之阴。纳肺气则加百合、五味、钟乳石，纳肾气则加磁石、沉香、五味。此外又有冲气上逆之治法，说详吐血及六卷咳嗽门。

## 骨蒸咳

失血证久咳不止，发热盗汗，世谓之骨蒸劳咳。乃肝之血分夹有瘀滞癥结，则肝气郁而不和。肝寄相火，肝气即相火也。相火内行三焦，外行腠理，血分无瘀滞则腠理无阻，是以相火往来，温养肌肉而不遏抑。故肌肉不寒冷，相火温之也，而亦不发热，相火不遏郁之故也。观妇人经不调，每遇行经必发寒热，为血分瘀滞所致。则失血骨蒸为血分瘀滞，郁遏相火而使然也，小柴胡汤清理之。若延日既久，发热咳嗽不止，恐成痨瘵者，用团鱼丸疏理肺气，滋利肝血，攻补兼用，方法最善。

## 痨虫咳

心中郁郁微烦，面色乍赤乍白，喉中痒不可耐，咳嗽不止，不知香臭，宜用月华丸调肺杀虫治之。究虫之生，乃由瘀血停聚，热蒸湿腐，又被肝风煽动，以化生痨虫。既变成虫，则从虫治之，而亦须兼去瘀血以除其根，清湿热以涤其源，息风木以靖其机，聚毒药以杀其类。此方数法兼备，于治痨虫已得大概。另详痨虫门，参看自知。

又有肺痈咳嗽，吐脓血者，另详吐脓门。

又有食积之火，冲肺作咳，其火多在五更流入肺中而咳。此病不关血分，然虚人往往有之。随用小柴胡、逍遥散，加山楂、神曲、麦芽、莱菔子、炒栀、寸冬。黄昏咳嗽，为阳将入阴，浮火不能内敛，入肺而咳，宜用五味子、川文蛤、兜铃等治之。

其余杂证咳嗽，不关血证者，自有方书可查，兹不具论。

## 鼻　衄

鼻为肺窍，鼻根上接太阳经脉，鼻孔下夹阳明经脉，内通于肺，以司呼吸，乃清虚之道与天地相通之门户，宜通不宜塞，宜息不宜喘，宜出气不宜出血者也。今乃衄血何哉？《金匮》谓热伤阳络则衄血，热伤阴络则便血。阴络者，谓躯壳之内，脏腑油膜之脉络，内近肠胃，故主便血。阳络者，谓躯壳之外，肌肉皮肤脉络之血，从阳分循经而上，则干清道而为衄也。然则阳络者，太阳阳明之络脉也。盖太阳阳明，统主人身躯壳之外，阳络之血，伤于太阳者，由背上循经脉，至鼻为衄。仲景所谓春夏发太阳者是也。伤于阳明者，由胸而上，循经至鼻，仲景所谓秋冬发阳明者是也。今分两条论之。

太阳主开，春夏阳气本应开发，若一郁闭，则邪气壅而为衄。其症鼻塞头痛，寒热昏愦。或由素有郁热，应春夏开发之令而动，或由风瘟暑疫，攻发而动。又有伤寒失汗，邪无出路，因由血分泄而为衄，此名红汗，乃邪欲自愈，医者不可不知。然即红汗论之，可知太阳之气不得泄于皮毛，则发为红汗，即可知太阳之热不得发越于外者，必逼而为鼻衄也。

皮毛者，肺之合，太阳之气，外主皮毛，内合于肺，鼻又为肺之窍。欲治太阳之衄者，必以治肺为主。观《伤寒论》治太阳，用麻、杏理肺，则知治肺即治太阳矣。法宜清泻肺火，疏利肺气，肺气清则太阳之气自清，而衄不作矣。

风寒外来，皮毛洒淅无汗者，麻黄人参芍药汤。如肺火壅盛，头昏痛，气喘，脉滑大数实者，人参泻肺汤加荆芥、粉葛、蒲黄、茅根、生地、童便。久衄血虚，用丹溪止衄散加茅花、黄芩、荆芥、杏仁。以上数方，鼻塞者俱加麝香、黄连。盖风寒杂证，鼻塞多是外寒闭之，此症鼻塞者尤多，乃是内火壅之，如用羌活，则鼻愈塞矣。故用黄连、麝香以开火之闭。衄血既止，宜多服止衄散原方及六味地黄汤以收功。

又有肾经虚火浮游上行，干督脉经而衄血者，必见腰痛、项背痛、头昏、足厥冷等症，所以然者，肾经虚火上行故也。宜用止衄散去黄芪，加碎补、牛膝、续断、粉葛、鹿角尖、童便、元参治之。盖督脉隶于太阳，故以治太阳者兼治督脉，亦犹冲脉隶于阳明，而以治阳明者兼治冲脉也。太阳为少血之经，督脉乃命元之主，其血均不可损。衄止后，即宜用地黄汤加天冬、阿胶、血余、五味以补之。

阳明主阖，秋冬阴气，本应收敛。若有燥火伤其脉络，热气浮越，失其主阖之令，逼血上行，循经脉而出于鼻。其症口渴气喘，鼻塞孔干，目眩发热，或由酒火，或由六气之感，总是阳明燥气合邪而致衄血。盖阳明本气原燥，病人此经，无不化而为燥，治法总以平燥气为主，泻心汤加生地、花粉、枳壳、白芍、甘草，或用犀角地黄汤加黄芩、升麻，大解热毒。鼻衄止后，宜用玉女煎加蒲黄以滋降之，再用甘露饮多服以调养之，肆饮梨胶、藕汁、莱菔汁、白蜜等，皆与病宜。

以上两条，治法各异，然鼻总系肺经之窍，血总系肝经所属，故凡衄家目必昏黄。仲景云：目黄者，衄未止；目了慧者，其衄已止。以肝开窍于目，血扰肝经，故目黄也，治宜和肝。而其血犯肺窍出，又宜和肺。今且不问春夏，不分秋冬，总以调治肝肺为主，生地黄汤治之。服后衄止，再服地骨皮散以滋之。盖不独衄血宜治肝肺，即一切吐咯，亦无不当治肝肺也。肝主血，肺主气，治血者必调气，舍肝肺而何所从事哉。

又凡衄血，久而不止，去血太多，热随血减，气亦随血亡矣。此如刀伤血出不止，则气亦随亡，而血尽则死也，急用独参汤救之。手足冷，气喘促，再加附子以引气归根。如其人鼻口黑黯，面目茄色，乃血乘肺脏之危候，缓则不救，二味参苏饮治之。此等危证，在所不治，用参苏饮，亦理应如是救济耳，其效与否，非敢期必。

**按**：病在肠胃者，药到速；病在经脉者，药到缓。衄血病在经脉，兼用外治法，亦能取急效。用十灰散塞鼻，并吞咽十灰散，为极稳妥。或用人爪甲煅为末，吹鼻止衄。或用壁钱窠塞鼻，取其脉络以维护之。龙骨吹鼻，能干结血孔免衄。白矾吹鼻，性走窜截血。醋和土敷阴囊，囊为肝所属，肝主血，敷囊以收敛肝气，则肝血自止。上病取下，治尤有理。鳝血滴鼻中、鳖血点鼻、温水浸足，使热气下引、捆病人中指、用湿纸贴脑顶，熨斗熨纸令干，乃汤熨取火之法。数者或效或不效，备录其方，以资采择。

衄家不可发汗，汗则额陷，仲景已有明禁。以此例推，可知一切血证均不宜发汗，医者慎之。

虽与吐咳诸证不同，然其为血一也，宜参看各门，庶治之百不失一。

## 脑　衄

脑衄者，口鼻俱出血也。乃鼻血多，溢从口出，非别有一道来血也，亦非真从脑髓中来，此不过甚言鼻衄之重，而因名之曰脑衄耳。盖吐血多者，血每呛入鼻中，故衄血多者，血亦溢入口中。治法用白纸折十余叠，打湿贴脑顶，用熨斗熨令热气蒸腾，其衄自止。此乃因脑衄之名，望文生义而出。熨脑止衄之法，非探本之治，故有效有不效。其实脑衄，只鼻衄之甚者耳。宜照鼻衄分经用药，乃不致循名失实。

脑衄治法与鼻衄同，但脑衄出血既多，易成虚证。宜参苏饮，用人参以补之，用苏木以行之。如衄甚不止，身热脉浮，喘促足厥者，乃气随血泄、阴脱阳亡、急危之候也。宜独参汤加附子稠煎，服后得睡，汗不出，热稍退，气稍息，则命根乃定。此等虚脱之证，血家最少而最危，勿因其少而误用凉泻。

## 目　衄

白珠黑珠均无出血之窍，目下眼皮只有泪窍，乃阳明经脉所贯注。《春秋传》称蔡哀侯之泪尽，继之以血，则是血自泪窍出也。阳明脉起于承泣穴，泪窍出血，乃阳明燥热所攻发，犀角地黄汤加归尾、赤芍、银花、白芷、粉葛、牛膝、石膏、草梢治之。如风热重，大便闭者，通脾泻胃汤治之。阳明之脉，绕络于目，故凡治目多治阳明。吾尝观《审视瑶函》外障目翳诸方，共一百零，而用大黄者七十余方，可知泻阳明胃经之热，是治目疾一大法门。治目衄者，可以类推。凡白虎汤、甘露饮、玉女煎均治阳明方，医者审虚实先后而用之，罔不奏效。

夫目虽阳明经所属，而实肝所开之窍也。血又肝之所主，故治目衄，肝经又为要务。地骨皮散加柴胡、炒栀、益母草及丹栀逍遥散治之。谨按：病发于肝者，多是怒逆之气火，耳鸣口苦，胸胁刺痛，宜从肝治之。可用上二方及当归芦荟丸、龙胆泻肝汤治之。病发阳明者，发热口渴，目干鼻干，大便燥结，宜从阳明法治之。

小眼角乃少阳经脉所络，原无出血之窍，少阳相火随经脉而出，冲动肝经血分则生血筋，窜入瞳珠，及胬肉长出，亦见流血，但不多耳。宜小柴胡加青皮、当归、红花、胆草、丹皮，外用杏仁、白矾、铜绿点之。

大眼角乃太阳经脉所络，名睛明穴。太阳气血充足，眼角内结赤肉如珠。有大眼角内不起肉珠者，乃太阳之气不足故也。太阳经有风热，则大眼角生血筋胬肉，或微渗血点。外治总以血筋胬肉之法治之，内服防风通圣散去麻黄、大黄、芒硝，再服防风归芎汤调之，点药如上。

以上两条，均非目衄正病，以其起血筋，亦系血分为病，故兼及之。此书为血说法，其有目疾膜翳等项，均有眼科专书，尽多可采，兹不具论。

## 耳 衄

耳中出血，谓之耳衄。肾开窍于耳，而肾脉却不能上头。肾与心交，假心之腑小肠之脉，上贯于耳，为司听之神所居。其形如珠，皮膜包裹真水，是为神之所出，声之所入，内通于脑，为空虚之府，他物不得而扰之。即或肾虚，阴火上冲则为耳鸣，神水不足则为耳聋，亦断无血从此出者。其有血从耳出者，则以足少阳胆脉，绕耳前后，手太阳三焦之脉入耳，相火旺，挟肝气上逆，及小肠相火内动，因得挟血妄行。或因瘟疫躁怒，火气横行，肆走空窍，衄出于耳。总系实邪，不关虚劳。

治法总宜治三焦、胆、肝与小肠经，自无不愈。小柴胡汤加五淋散统治之。分治肝胆，宜龙胆泻肝汤；治三焦，柴胡梅连散；治小肠宜导赤饮加黄芩、黄连、薄荷、川芎。三经皆司相火，治法大抵相同。愈后皆宜常服六味地黄汤补水济火。

外治法：用十灰散吹耳中。麝香、龙骨末和，吹耳中。壁钱窠烧灰吹入。燕窠泥涂耳前后。

## 齿 衄

齿虽属肾，而满口之中皆属于胃，以口乃胃之门户故也。牙床尤为胃经脉络所绕，故凡衄血，皆是胃火上炎，血随火动，治法总以清理胃火为主。

胃中实火，口渴龈肿，发热便闭，脉洪数者，通脾泻胃汤加蒲黄、藕节治之。如大便不闭者，不须下利，但用清凉解之，犀角地黄汤加昱根、贯众、枳壳、莱菔汁。

胃中虚火，口燥龈糜，其脉细数，血不足者，宜甘露饮加蒲黄以止衄，玉女煎引胃火以下行，兼滋其阴。

以上两条，所论齿龈虚实，二证均属于火。有火中挟风者，宜加防风、白芷。火中挟湿者，宜加防己、木通。

亦有肾虚火旺，齿豁血渗，以及睡则流血，醒则血止者，皆阴虚血不藏之故，统以六味地黄汤加牛膝、二冬、碎补、蒲黄。上盛下虚，火不归元，尺脉微弱，寸脉大浮者，加桂、附。

外治之法：宜用冷水漱口，取血遇冷则凝之义。醋漱，取酸以收之之义。百草霜糁、十灰散糁，取血见黑则止，亦以清降其火，火降则血降也。枯矾、五倍子、蚯蚓，同为末糁，更能固牙。

## ☙ 舌 衄 ❧

舌乃心之苗，观小儿吐舌、弄舌、木舌、重舌，皆以去心经风火为主，则知舌衄皆是心火亢盛，血为热逼而渗出也。治法总宜清泄心火，导赤饮加黄连、大力、连翘、蒲黄、牛膝、元参治之。舌肿胀，衄血多者，为火太盛，泻心汤主之。心烦神昏者，安神丸加童便、血余炭治之。

夫舌虽心之苗，然口乃胃之门户，舌在口中，胃火熏之，亦能出血。大便秘者，玉烛散加银花治之。口渴兼发热者，竹叶石膏汤加蒲黄、藕节治之。

舌本乃肝脉所络，舌下渗血，肝之邪热，四物汤加桃仁、红花、炒栀、丹皮、牛膝、赤苓。重则宜用当归芦荟丸、龙胆泻肝汤。

盖舌衄虽同，而此外所见之证，必显有分别，故分心、胃、肝三经治之，非强为区别也。

外治之法，与齿衄同。

## ☙ 大 衄 ❧

大衄者，九窍出血之名也。此非疫疠，即中大毒。人身止此九窍，而九窍皆乱，危亡之证，法在不治。惟有猝然惊恐而九窍出血者，可用朱砂安神丸加发灰治之。

## ❧ 零 腥 ❧

零腥者，吐出星点，黄白色，细如米粟，大如豆粒，气极腥臭，杂在涎唾之中，而非涎唾，乃吐血之后，血分瘀热所化。或未吐血之前，血分之热化为星点，先吐星点，后乃吐血，总系血分瘀热变化而成。治宜清热化血，降气消痰。以其似痰，必假痰气而生故也。

在未吐血之前而见零腥者，总以降气消痰为主。盖此时血尚未动，但当治其气分，气分清而零腥自除，豁痰丸治之，小柴胡汤亦治之。在既吐血后而零腥见者，总以清热化血为主。以其在吐血之后，乃瘀血壅热而出，故宜兼治瘀血，太平丸治之，生地黄散亦治之。

此证古书不载，吾临证往往遇之，因撰其名而论列之，以补血证之缺。

## ❧ 吐 脓 ❧

脓者，血之变也。血不阻气，气不战血，则血气调和，疮疖不生。血滞气则凝结为痛，气蒸血则腐化成脓。躯壳外者易治，至于吐脓，则出于脏腑之内，其证最危。在中焦以下，则便脓；在中焦以上，则吐脓。夫人身之气，乃水所化，气即水也，故血得气之变蒸，亦化而为水。不名曰水，而名曰脓者，以其本系血质，虽化为水，而较水更浓也。当其未化，则仍是血，消瘀则脓自不生。及其既化，则同于水，逐水则脓自排去。

# 肺痈

乳上第三根肋骨间，名肺募穴，隐隐疼痛，食豆而香，是痈将成。仲景云：风舍于肺，其人则咳，口干喘满，咽燥不渴，时时吐浊沫，时时振寒。热之所过，血为之凝滞，蓄结痈脓，吐如米粥。始萌可救，脓成则死。谓重者肺坏而死，若肺不坏，亦有可救。故仲景又曰：口中辟辟燥咳，胸中隐隐作痛，脉数而实，喘不得卧，鼻塞不闻香臭者，葶苈大枣泻肺汤主之。吐脓如米粥者，甘桔汤主之。仲景此论，非谓除此二方，别无治法。不过分别未成脓者当泻实，已成脓者当开结，指示两条门径，使人知所从事。且曰以此汤主之，明明有加减之法见于言外。余因即泻实开结二义，推而广之。

其未成脓者，用通窍活血汤加麻黄、杏仁、石膏、甘草，从表以泻之。无表证者，用人参泻肺汤加葶苈、大枣，从里以泻之。如病势猛勇，急须外攘内除，则用防风通圣散。三方力量雄厚，于仲景泻实之法，庶尽其量。如识力不及，只用甘桔汤加荆芥、薄荷、杏仁、黄芩，亦许免疚，然而无功。

其已成脓者，急须将脓除去。高者越之，使从口出，用千金苇茎汤，或用瓜蒂散加冬瓜仁、桃仁、苡仁、栀子，或用白散加黄连、瓜蒌。皆取在膈上则吐，使脓速去，以免久延为患。白散尤能吐能下，加升麻、郁金以助其吐下之机，再加黄芩、瓜蒌以解其火更善。如只须下泻，不宜涌吐，则合甘桔、泻肺二汤，再加赤豆芽、苡仁、防己、瓜蒌、杏仁、知母、枳壳，使从下降，或用桔梗宁肺汤补泻兼行。如此则于仲景开结之法，庶尽其妙。

惟收口之法，仲景未言，然亦可以义例求也。诸疮生肌，皆用温补。肺为金脏，温则助火刑金，只宜清敛以助金令，使金气足而肺自生。人参清肺汤治之，后服清燥救肺汤以收功。

## 脾胃痈

与肺痈治法略同。但肺痈多由外感风邪而成，故有发表之法。脾胃痈则由湿热酒毒、七情之火内蕴而成，故无发表之法。

胃痈初起，中脘穴（在脐上四寸）必隐隐作痛。脾痈初起，章门穴（在脐上二寸，旁开六寸）必隐隐作痛。二病皆食豆而香，其症寒热如疟，皮肤甲错，腹满咽干，治宜攻热下血，热去而血不停，更自何地酿为痈脓哉？

故凡内痈脓未成者，以夺去瘀热为主，丹皮汤治之。脓已成者，以排为主，脓即水也，逐水即是排脓，赤豆苡仁汤治之。脓血既去之后，则脏腑空虚。见火象者，人参固本汤加黄芪、茯苓以清补之。若现虚寒之象，则用六君子汤加黄芪、当归、煨姜以温补之。方外有方，视其所兼之证，随宜用之，笔楮难尽。

此外，如胸、背、腰、胁、肝、膈、大小肠，凡有瘀热壅血均能成痈，总以丹皮汤主之。近上焦者去芒硝，加葶苈、黄芪、桔梗、荆芥、甘草，中下焦者加姜黄。余详便脓门。

此书原专论血证，所以兼及内痈者，以痈脓之病皆由血积而成。知血之变痈脓，即可知血之能为干血，能变痨虫。知内痈之生寒热，即可知血证之郁热矣。但痈脓之症，系血家实积，与失血虚证有异，然不以此反观合勘，亦无以尽血证之情伪。

 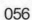

# 第三卷　血外渗证治 <sub>七条</sub>

## ∽◦汗　血◦∽

汗者，气分之水，其源出于膀胱。《内经》云：膀胱者，州都之官，津液藏焉，气化则能出矣。膀胱之气，从三焦行腠理，充肌肉，达于皮毛，以卫外为固。阳气卫外，百邪不入，故其经称为太阳也。其有盛暑天气，亢阳蒸动膀胱水气，腾布于外，则发为汗。此犹天之有雨，阳布阴和，自然无病。

有时外感风寒，皮毛疏泄，发热汗出者，乃太阳之气为邪所病，不能卫外，故汗得泄出。其有心、胃、肝、脾热湿之病亦令汗出者，此犹土润褥暑，亦能蒸作云雨也。又有亡阳自汗者，则由膀胱、肾中之元阳脱泄，故其水阴之气随而奔溢，散涣不收。

气为水之所化，水即气也，汗即水也，气脱外泄，故汗出也。知此，则知汗出气分，不出血分矣。然汗虽出于气分，而未尝不与血分相关。故血分有热，亦能蒸动气分之水而为盗汗。盖血气阴阳，原互根互宅，阴分之血盛，则阳分之水阴自然充达。阳分之水阴足以布护灌濡，则阴分之血愈为和泽，而无阳乘阴之病矣。

若阳分之水阴不足，则益伤血之阴，故伤寒汗出过多，则虚烦不寐，以其兼伤血分之阴。心主血分，血分之阴伤，则心气为之不宁矣。又有伤寒，即当从汗而解，今不得汗，乃从鼻

057

衄而愈，其衄名为红汗。盖阳分之邪宜挟阳分之水发而外出。今既不能外出，乃乘阴分之血从鼻衄出，名为红汗，是为阳邪干阴之一验。故古谓阳乘阴则吐衄，知阳乘阴而内逆者发为吐衄，则知阳乘阴而外泄者发为皮肤血汗矣。

血者，心之液也。皮毛者，肺之合也。治法宜清心火，火清则阳不乘阴。兼治肺金，肺调则皮毛不泄。凉血地黄汤加桑皮、地骨皮、蝉蜕、百合、蒲黄治之。血虚火甚者，当归六黄汤治之。气虚血少者，当归补血汤加桑皮、地骨皮、丹皮、蝉蜕、棕灰、黄芩、秦皮治之。外用石灰散扑之，仿仲景汗出不止，用温粉扑法之意也。或用桃花扑之亦可。

皮毛者，肺之合也。汗出皮毛，故汗血宜治肺金以敛皮毛，人参清肺汤加蒲黄最宜。血者，肝之所司也。肝火亢烈，逼血妄行，宜当归芦荟丸从内以攻治之。喻嘉言治女子经血闭而周身汗出者，谓是阴分之热泄出阳分，用此方破经血，即以苦坚止汗。汗血同源，若肝火亢甚而汗血者，借用此方，尤为合法。

胃火亢甚亦能汗血，以胃主肌肉，热蒸肌肉，故令汗血，宜竹叶石膏汤加蒲黄、蝉蜕、丹皮、全皮治之，犀角地黄汤亦治之。

总论曰：汗者阳分之水，血者阴分之液。阴与阳原无间隔，血与水本不相离。故汗出过多则伤血，下后亡津液则伤血，热结膀胱则下血，是水病而不离乎血者也。吐血咳血必兼痰饮，血虚则口渴而津液不生，失血家往往水肿，瘀血化水亦发为肿，是血病而不离乎水者也。

故衄血家不可再发汗，以血病则阴液既虚，不可发汗再伤气分之水，以致阳分之液亦虚也。又先水肿再吐血者不治，以水病不可重伤其血也。观小柴胡调津液而即治热入血室，观桃仁承气破血结而即治小便不利，皆是治水即以治血，治血即以治水。盖在下焦，则血海、膀胱同居一地；在上焦，则肺主水道，心主血脉；在躯壳外，则汗出皮毛，血循经脉。一阴一阳，皆相联属。吾于水火血气论已详言之。人必深知此理，而后知治血理气、调阴和阳之法，可以左右逢源。

## 血　箭

从毛孔中流出一条血来，有似箭之射出，故名血箭。由心肺火盛，逼血从毛孔中出。治宜清心火以除血出之源，凉血地黄汤加蒲黄。又宜泻肺火以敛皮毛之气，使毛孔不渗泻，则血自止，泻白散加生地、蝉蜕、百合、五倍子、黄芩、蒲黄、杏仁、白及。心肺兼治，宜用生地黄散。

血出过多，昏愦不省人事者，与吐衄血脱气散无异，宜独参汤加附片、蒲黄，当归补血汤、十全大补汤皆可择用。

外治法：水调桃花散敷血孔则血止，或用京墨磨醋搽，或用石灰散干糁、花蕊石散糁，均效。

## 血　痣

血痣初起，其形如痣，渐大如豆，触破时长流血水。此由肝经怒火、郁血凝聚而成。内服丹栀逍遥散及凉血地黄汤。

触破流血者，用花蕊石散糁之。血止后用田螺散枯其本痣，另用生肌药收口。未触破、未流血者，古无治法，吾拟用虻虫为末，姜醋调搽，郁金、三棱磨醋搽，真琥珀擦热，每日数次。内服之药如上。

## ～・血 瘟・～

癣疥血点，血疙瘩，一切皮肉赤痒，名色不一，今统称之曰血瘟，皆由血为风火所扰。火甚则起点，起疙瘩，风甚则生虫生痒。火甚赤痛者，凉血地黄汤加荆芥、蝉蜕、红花、杏仁治之。风甚作痒者，和血消风散治之。知血瘟之病，则凡一切火游丹、漆疮、风丹，诸治法总不外是。兼热者色白或流黄水，照上二方加苍术、赤苓。兼寒者或青黯硬肿，加桂尖。

外用银花、陈艾、川椒、食盐煎水洗。另搽大枫丹，油调最妙。

## ～・疮 血・～

疮者，血所凝结而成者也。或是寒凝，或是热结，或是风肿，或是湿郁，总是凝聚其血而成。初起总宜散血，血散则寒、热、风、湿均无遗留之迹矣。其继则调脓化毒，此即吐脓条内所言瘀血化脓之义。治宜托里，使气达疮。

所以蒸血成脓，盖疮之成由于血结，脓之成亦由血化。血何以能化成脓？得气之蒸而腐化成脓也。气即是水，吾已论之屡矣。惟其气即是水，故血随气化亦变为水，不名为水而名脓，以其由血所化，较水更浓耳。毒既化脓，自不内攻，方其未溃，气虚者难于蒸化。及其既化，虽气实者亦随脓渗泄，而转为气虚矣。法宜固元以大补其气。此与本书内证原不干涉，然同是血病，故兼论之，以互相发明。

盖气迫血，则逆而为吐衄；血滞气，则凝而为疮疽。气迫血者，宜破气以和血；血滞气者，宜破血以和气。故吐衄宜补血，血旺则气平；诸疮宜补气，气旺则血行也。

至于既穿溃后，则躯壳已有破损，与壅闭之证迥别。试看针功，刺期门泻肝，刺肺俞泻气，以一针之孔尚能大泻脏气，况溃脓之孔甚大，其能大泻内气可知矣。故凡溃后宜大补元气，不似吐衄，乃气盛血虚，只宜滋血以平气，而不宜助气以动血也。

然疮溃之余，亦有瘀热未清者，亦不得骤用温补。吐血之后，亦有元阳大虚者，又不得拘守清凉。故吐血家，审其血亡而气亦随亡，与阳气不能摄血者，十全、养荣、归脾、参附等汤亦所宜用。疮家溃后，固为必需之方，而亦有余毒未尽，诸上方又其所忌，医者不容执一。

诸疮内治，初起肿硬，总宜散血，仙方活命饮主之。恶寒无汗加麻黄，发热心烦加老连、石膏，大便燥结加大黄。疮肉顽梗黯滞，乃阴证结毒，无气以发之也，加桂枝尖、生姜、大枣。疮内平塌不起，以及走散，恐毒内攻，加黄芪、大枣、生姜。盖血凝于气分之际，血行则气行，故以破血为主，是善调气之法也。若吐衄，则是气乘乎血分之内，气降则血降，当以破气为主。一内一外，反观自知。

诸疮调脓，宜以托里消毒散为主。盖血既凝而不化，则须补气以与之战，使蒸腾腐化，托令速溃。以疮乃血凝气分之病，惟恐气不足以化之，故宜补气而制血。若吐衄，则是气乘血分，惟恐气逆而血升，故宜平气以调血，与此不同。

诸疮既溃，属于虚损，宜固元以益气，内补黄芪汤主之。又审脓干者，其气虚，盖气既是水，气不足，故水少而干。且气既不足，则不能送脓外出，故留滞而结脓管，黄芪建中汤重加银花、赤豆芽、当归治之。若脓清者是血虚，脓为血所化，血少故脓清，当归补血汤主之，炙甘草汤加黄芪亦治之，养荣汤亦治之。

又曰：溃后属虚，然亦有瘀未化尽者，仍不得峻补以留毒，内服托里消毒散，外用乌金膏化之。此如失血虚中夹瘀，亦不得关门逐贼。溃久而仍有脓管者，尤宜用乌金膏化之。若徒生其口，内毒攻发，终不愈也。此如干血痨，内有干血，非去其干血而新血亦不能生，皆虚中夹实。治血则虚虚，补虚则实实，未易疗治，只得攻补兼施，以尽人事。

又曰：吐血止后，宜补血以调气；疮疽溃后，宜补气以生血。吐衄在血分，气实血虚也；疮疽在气分，血实气虚也。

外治之法：消肿宜远志膏，用远志酒煮捣敷，及金黄散。化腐去瘀骨，宜巴豆炒黑研点，名乌金膏，田螺捻子亦佳。生肌宜乳香、没药为末，名海浮散，再加珍珠，化腐生肌散亦佳。

治疮之法，此不足以尽之，兹不过举外证以勘内证，明于诸疮之血，而吐衄之血乃愈明。

## 创 血

刀伤出血与吐衄不同，刀伤乃平人被伤出血，既无偏阴偏阳之病，故一味止血为要。止得一分血，则保得一分命。其止血亦不分阴阳，有以凉药敷上而血止者，桃花散是也；有以热药敷上而血止者，黑姜灰是也。不似吐衄，出于偏阴偏阳之病气，故吐衄家止血必以治病气为主，病气退，斯吐衄亦退，与刀伤迥不同也。然刀伤二三日后，则亦与吐衄略同，有瘀血肿痛者，宜消瘀血，刀口敷花蕊石散，肿处用乳香、没药、麝香、三七、葱白捣敷。瘀血消散则痛肿自除，内服黎洞丸治之。

刀伤去血过多，伤其阴分，症见心烦、发热、口渴，法宜补气以生血，血足津生则不渴矣，圣愈汤加枣仁、花粉、儿茶、乳香、没药、甘草。此在吐衄，则宜补血而抑气，以内证系血分之气，不可使气乘血也。刀伤乃是气分之血，故宜补气以生血，气达患处乃能生肌，气充肌肤乃能行血，与治内证者不同。其有气虚不能统血，气寒不能生血者，则宜八珍、养荣、参附等汤以固气者固血，吐血家亦间用此等药物。然刀伤之血在气分，皮肤尤卫气所统，破其皮肤，气先漏泄，故以补气为主。若内证吐血属阴分，血伤而气未伤，故以补血为主。医者须分别内外，而知其同中之异，异中之同，则得之矣。

客问：刀伤何以善于冒风？答曰：人之所以卫外者，全赖卫气。卫气生于膀胱，达于三焦，外循肌肉，充于皮毛，如室之有壁，宅之有墙，外邪不得而入也。今既破其皮肉，是犹壁之有穴，墙之有窦，揖盗而招之入也。是以刀伤更易外感，病见发热头痛，牙关紧闭，吐痰抽搐，弓角反张，皆是卫气为病。所不同者，多一出血证而已，治法列后。

无汗者为风中挟寒，闭其皮毛，宜用小柴胡汤加荆芥、防风、紫苏。盖小柴胡乃治热入血室之方，凡外邪干血分者，小柴胡汤皆能疏理而和解之，加宣助卫气之药，则偏治卫气而主发汗矣。破伤风治法如是，即失血家虚人感伤，以及产后伤寒治法，皆可参知。若刀伤去血过多，不可再发汗者，宜当归地黄汤，即四物汤加去风之药，以补血而驱邪也。失血家吐血过多，与产后去血过多，而复得冒感之症者，与此治法无异，皆宜先滋其血以助汗源，后宜其气以解外邪。

有汗者为风中挟热，沸出肌肉之间，法宜清散其热，当归芎黄汤加僵蚕、蝉蜕，若兼便结者加大黄治之。此即《伤寒论》发热汗出用白虎汤，燥结者用承气汤之意。医者得其意而变化之，自有许多法门。

夫刀伤，气分之血病也。故邪在表者，从气分以发之。邪在里者，从气分以夺之；邪在半表半里者，从气分以和之。兼用血药斡旋其间，血调而气亦调，气调而血愈治矣。若失血家乃血中之气病也，故有感冒则但取调血，而兼用气分之药以斡旋之，与此同而不同。

凡是刀伤冒风，宜僵蚕、蝉蜕捣和葱白敷之，力能拔风消肿，神效。

刀伤溃烂，与疮同治，此即吐脓条内，所谓瘀血变化成脓之说也。血凝不散，为气所蒸则化而成脓。血者阴也，气者阳也，阴从阳化，故脓似水。以气之所化，即为水也，而又非水者，则以其为血所化，仍不失血之本质，故稠浊似水，实则水与血交并而成形者也。故凡去脓之药，即是去水之药，而提脓之药，又即是干水之药。内服八珍汤加苡仁、木通，六君子汤加当归、赤豆芽治之。外敷化腐生肌散，提脓加龙骨，生肌加珍珠。

此举刀伤之血与吐衄之血，较论其义，务期血证互勘而明。其于刀伤治法固未详也，然其理已具，识者鉴之。

## 跌打血

跌打折伤一切，虽非失血之正病，而其伤损血脉，与失血之理固有可参，因并论之。凡跌打已见破皮出血者，与刀伤治法无异，外用花蕊石散敷之，内服化腐生肌散，血止瘀去而愈。如流血不止者，恐其血泻尽则气散而死。去血过多，心神不附，则烦躁而死，宜用当归补血汤加枣仁、人参、朱砂、白蜡、茯神、甘草治之，外用人参为末，珍珠、血竭、象皮末糁之。如亡血过多、烦躁口渴、发热头晕等症，宜大补其血，圣愈汤加枣仁、麦冬、柴胡、花粉、丹皮、朱砂，或用独参汤亦可。此条可悟失血过多，阴虚发渴之理。

凡跌打未破皮者，其血坏损，伤其肌肉则肿痛，伤其肋骨则折碎，在腰胁间则滞痛。伤重者制命不治，不制命者，凡是疼痛，皆瘀血凝滞之故也。无论接骨逐瘀，总以黎洞丸去大黄，加续断、碎蛇治之，外用自然铜、官桂、没药、乳香、桂枝、大黄、斑蝥、䗪虫，酒调敷之自效。若是已伤之血，流注结滞，着而不去者，须逐去之，否则或发为吐血，或酿作痈脓，反为难治。宜当归导赤汤下之。若已发吐血，便从吐血法治之。若已发痈脓，便从痈脓法治之。

跌打最危险者，则有血攻心肺之症。血攻心者，心痛欲死，或心烦乱，或昏迷不省人事，归芎散加乳香、没药治之，失笑散亦治之。此与产妇血攻心、血迷心治法略同。

血攻肺者，面黑胸胀，发喘作渴，乃气虚血乘肺也。妇科治产后气虚，瘀血入肺，面如茄色，急用参苏饮救之。《金鉴》载跌打血乘肺者亦用此方。所谓乘肺，非第乘肺之气分而已，乃是血干肺脏之危候。肺为清虚之府，其气能下行以制节诸脏，则气顺而血自宁。其气不顺，则血干气分而为吐衄。今其血直干肺脏，较之干气分者为更危殆，急用人参以补肺，肺得补则节制行而气下降，使血亦随气而下，再用苏木以行血，血气顺行，或可救于万一。夫如此危候，仍不外清金保肺以助其制节，则凡一切血证，其当清金保肺，以助其制节，举可知矣。

第肺虚而制节不行者，则宜人参以保肺；肺实而制节不行者，则宜葶苈以泻肺；肺寒而制节不行者，则宜姜、半以温肺；肺热而制节不行者，则宜知、芩以清肺。一切血证，治肺之法，均可从此隅反。

跌打后有作呕者，以损伤之人受惊发怒，肝气无有不动者也。肝木伤肺，是以发呕，小柴胡汤加丹皮、青皮、桃仁治之。

跌打后有咳衄喘逆者，乃血蕴于气分之中，宜十味参苏饮以疏发其气，气散则血散，与内伤咳衄者不同。内伤咳血，是气蕴于血分之中，若发其气，愈鼓动其血而不宁矣。故以清理其血为主，二者须对看。

内有瘀血则发渴，血虚亦发渴。有瘀血者，身痛便结，玉烛散治之。血虚发渴者，心烦不寐，盗汗身热，竹叶石膏汤加生地治之。凡失血发渴者，可以类推。

跌打损伤既愈之后，有遇节候，或逢阴雨，或逢湿热，伤处每作疼痛，甚则作寒作热。此乃瘀血着而未去，留伏经络之间，不遇天气节候，其身中运行之气习惯而不相惊，一遇天气节候蒸动，则不能安然内伏，故作痛也。宜小调经汤、小温经汤、通脉四逆汤，随其上下内外以分治之。

中医临床实用经典丛书（大字版）

血证论

# 第四卷　血下泄证治 六条

～· 便　血 ·～

大肠者，传导之官，化物出焉。谓大肠下脾胃之化物，为中宫作传导之官，故呼为地道，乃中宫之出路也。其经与肺相表里，肺为清金，大肠即为燥金，在五行本属一家，故诊脉者，可于肺部诊大肠焉。大肠之所以能传送者，全赖于气。气者，肺之所主，不独大肠赖肺气之传送，即小便亦赖肺气以化行，此乃肺金制节之能事。而大肠之气化，金道又与之合，故治病者多治肺也。

大肠位居下部，又系肾之所司。《内经》云：肾开窍于二阴。又曰：肾为胃关。故必肾阴充足，则大肠腴润。厥阴肝脉又绕后阴，肠与胞室又并域而居，故肝经与肠亦相干涉。是以大肠之病，有由中气虚陷，湿热下注者；有由肺经遗热，传于大肠者；有由肾经阴虚，不能润肠者；有由肝经血热，渗漏入肠者，乃大肠与各脏相连之义也。但病所由来，则自各脏而生，至病已在肠，则不能复还各脏。必先治肠以去其标，后治各脏以清其源，故病愈而永不发矣。

一、先血后便为近血，谓其血即聚于大肠，去肛门近，故曰近血。此有两等证治：一为脏毒下血，一为肠风下血。

脏毒者，肛门肿硬，疼痛流血，与痔漏相似。仲景用赤豆当归散主之，取赤豆芽以疏郁，取当归以和血。赤豆性能利湿，发芽赤色则入血分，以为排解之用；当归润滑养血，以滋大肠，则不秘结。仲景略示其端，以为治脏毒者，必须利湿热，和血脉也。非谓此二药外，别无治脏毒之法。吾即此药引而伸之，若大肿大痛、大便不通者，宜解毒汤，取防风、枳壳等疏理其气，即赤豆芽义也。取大黄、赤芍等滑利其血，即仲景用当归之义也。若大便不结、肿痛不甚者，不须重剂，用四物汤加地榆、荆芥、槐角、丹皮、黄芩、土茯苓、地肤子、苡仁、槟榔治之。四物汤即仲景用当归养血之义，所加诸药，即仲景用赤豆芽以疏利湿热而解血郁也。仲景但用养血疏郁，今恐湿热难解，故兼用清药。欲止血者，兼服十灰散，亦可。

脏毒久不愈者，必治肝胃。血者肝所司，肠者胃之关，胃若不输湿热于肠，从何而结为脏毒哉？肝之血分如无风火，则亦不迫结肛门矣。治胃亦清胃散加银花、土茯苓、防己、黄柏、苡仁、车前子升清降浊，使阳明之湿热不再下注，则脏毒自愈。治肝者宜龙胆泻肝汤、逍遥散。

又有肺经遗热传于大肠而久不愈者，必见寸脉浮数洪涩，口渴溺黄、咳逆等病。方用人参清肺汤，取乌梅、粟壳酸涩之品，以收敛肺气，而余药安肺，肺自不遗热与肠矣。若去此二味，而用薄荷、桔梗以代之，则又义取解散，在人变化耳。

肠风者，肛门不肿痛而但下血耳。脏毒下血多浊，肠风下血多清。仲景书无肠风之名，然《伤寒论》云：太阳病，以火攻之，不得汗，其人必躁，到经不解，必圊血。太阳病下之，脉浮滑者，必下血。两条皆谓太阳外邪内陷而下血。又云：阳明病，下血谵语者，为热入血室。厥阴篇云：若厥而呕，胸胁烦满者，其后必便血。此即今所谓肠风下血之义。

夫肠居下部，风从何而袭之哉？所以有风者，外则太阳风邪传入阳明，协热而下血；内则厥阴肝木虚热生风，风气煽动而血下。风为阳邪，久则变火，治火即是治风。凡治肠风下血，总以清火养血为主，火清血宁而风自息矣。

《寿世保元》用槐角丸统治之，而未明言其义。吾谓此方，荆、防治太阳阳明传入之风，乌梅、川芎治肝木内动之风，余药宁血清火，以成厥功，宜其得效。然而外风协热，宜得仲景葛根黄连黄芩汤之意，使内陷之邪上升外达，不致下迫，斯止矣。

治病之法，高者抑之，下者举之，吐衄所以必降气，下血所以必升举也。升举非第补中益气之谓，开提疏发，皆是升举，葛根黄连黄芩汤加荆芥、当归、柴胡、白芍、槐花、地榆、桔梗治之。

若肝经风热内煽而下血者，必见胁腹胀满，口苦多怒，或兼寒热，宜泻青丸治之，逍遥散、小柴胡均可加减出入。谨按：肝风所以能下血者，何也？肝主血，血室又居大肠膀胱之间，故热入血室，有小便下血之证，内有积血，有大便黑色之证。盖肝血上干，从浊道则吐，从清道则衄；肝血下渗，从清道则尿血，从浊道则下血。肝为风木之脏而主藏血，风动血不得藏，而有肠风下血之证。

上数方力足平之，或用济生乌梅丸亦妙，以乌梅敛肝风，以僵蚕息肝风，风平火熄，而血自宁矣。然肝风动血，宜得仲景白头翁汤之意，以清火消风较有力量，或四物汤合白头翁汤兼补其血。治风先治血，血行风自灭，此之谓也。如无白头翁，则择柴胡、青蒿、白薇代之。桑寄生得风气而生，代白头翁更佳。

又曰：肝经之横，以肺经不能平木故也。肺与大肠又相表里，借治肺经，亦隔治之一法。虚者人参清肺汤，实者人参泻肝汤。

凡肠风脏毒下血过多，阴分亏损，久不愈者，肾经必虚。宜滋阴脏连丸，启肾阴以达大肠最妙，六味丸加苁蓉、槐角皆宜。

二、先便后血为远血，谓其血在胃中，去肛门远，故便后始下，因名远血，即古所谓阴结下血也，黄土汤主之。黄土名汤，明示此症系中宫不守，血无所摄而下也。佐以附子者，以阳气下陷，非此不能举之。使黄芩者，以血虚则生火，故用黄芩以清之。仲景此方原主温暖中宫，所用黄芩乃以济附子之性，使不燥烈，免伤阴血。普明子谓此症必脉细无力，唇淡口和，四肢清冷，用理中汤加归、芍，或归脾汤、十全大补汤。时医多用补中益气汤以升提之，皆黄土汤之意。凡中土不能摄血者，数方可以随用。

但仲景用温药兼用清药，知血之所以不宁者，多是有火扰之。凡气实者则上干，气虚者则下陷。今医但用温补升提之药，虽得治气虚之法，而未得治血扰之法。予即仲景之意，分别言之。

若阴虚火旺，壮火食气，脾阴虚而肺气燥，失其敛摄之制者，人参清肺汤治之。若肝经怒火，肺经忧郁，以致血不藏摄者，归脾汤加炒栀、麦冬、阿胶、五味，或用丹栀逍遥散加阿胶、桑寄生、地榆，此即黄土汤主用黄芩之义也。若系虚损不足，下血过多，脾气不固，肾气不强，面色萎黄，手足清厥，六脉微弱虚浮者，宜大补肝、脾、肾三经。人参养荣汤补脾，胶艾四物汤加巴戟、甘草补肝，断红丸补肾，此即黄土汤主用附子之义也。能从此扩而充之，自有许多变化，岂楮墨间所能

中医临床实用经典丛书（大字版）

血证论

尽者。

余按：此证与妇人崩漏无异，女子崩中属虚陷，此病亦属虚陷。女子崩中属虚寒，而亦兼有虚热者；男子此症亦属虚寒，而亦兼有虚热者。盖女子之血有经，男子之血亦有经，同是离经之血下泄而出，故病情相类也，但所出之窍各有不同。崩漏出前阴，故多治肝以和血室；便血出后阴，故兼治肺肾以固肠气。肾主下焦，主化气上升，肾足则气不下陷。肺与肠相表里，肺气敛则肠气自固。医者能知此理，而又参用女子崩中之法，可以尽其调治。

又按：此证与吐衄同是血病，然一则其气上行，一则其气下行，故虚实治法，略有不同。

## ◦ 便　脓 ◦

此证有二：一是内痈，一是痢疾。

一、内痈在上、中焦者，其脓已溃，呕吐而出。在下焦者，或少腹痛、小肠痈、胁痛、肝痈，脓血均从大便泻出。初起时，其部分必隐隐刺痛胀满，脉沉滑数，甚则痛如刀锥。欲病此者，未有口不发渴，大凡血积均应发渴。痈初起，血已凝聚，故应发渴。此时急夺其血，则不酿为脓，以免溃烂之险，用丹皮汤加乳香、没药、柴胡、荆芥、山甲治之。如血已化脓，便宜排脓，赤豆苡仁汤逐水即是排脓。溃后属虚，宜补养生肌，八珍汤主之。参看吐脓门自详。

客问：积血何以变而成脓？答曰：血者阴之质也，随气运行，气盛则血充，气衰则血竭，气着则血滞，气升则血腾。故血之运，气运之，即瘀血之行，亦气之行。血瘀于经络脏腑之间，既无足能行，亦无门可出，惟赖气运之，使从油膜达肠胃，随大便而出，是气行而血自不留也。若气不运之，而反与相结，气为血所郁则痛，血为气所蒸则化为脓。今举外证比例，凡气盛者疮易托化，气虚者疮难托化。气即水也，气至则水至，故血从气化，则从其水之形而变为脓。刀伤粘水，亦从水而化脓。水即气之质，血从气化，有如此者。是故闪跌血积，得气化之，则肿处成脓，不得气化之，则肿处仍是血。以知血从气，气运血，凡治血者必调气，使气不为血之病，而为血之用，斯得之矣。

二、痢证便脓者，其症里急后重，欲便不便，或白或赤，或赤白相半，或下痢垢浊，皆非脓而似脓者也。夫胃肠之中，除却糟粕，只微有脂膏水液而已。膏脂属血分，水液属气分，病气分则水混而为白痢，病血分则血扰而为赤痢。气血交病，则赤白相半。由何处酿成真脓，而从大便泄出哉？有之，则毒聚肠胃，将肠胃膏脂血肉蒸化为脓。或下如烂瓜，或如屋漏水，此腐肠溃胃之危候，与痈疮之腐烂无异，此非寻常治痢之法所能克也。吾今借仲景之法证之，乃得有胆有识之术。

仲景云：阳明病，脉数下不止，必协热而便脓血。少阴病，下痢便脓血者，可刺。厥阴病，脉数而渴者，必圊脓血，以有热故也。此虽无方，然曰可刺，曰有热故也，已示人泻湿清热之法。防风通圣散去麻黄、芒硝，加赤豆、防己，为表里泻实之大剂。地榆散为清热之通剂。

仲景又曰：少阴病，下利便脓血者，桃花汤主之。此汤温涩，似与可刺有热之说大相径庭，不知病久则热随脓血而泻，实变为虚，观痈脓溃后属虚损，则知便脓血久而属虚证。譬之天时，其初则酷暑流金，转瞬而凉飚振落，衣夏葛者，不得不换冬裘矣。况肠胃血液既化为脓，恐其滑脱，故主桃花汤温涩填补之。一服愈，余勿服者，仲景意谓此乃急时涩脱之法，止后便当涤除余病，无以涩伤气，无以燥伤阴也。盖脓血乃伤阴之病，故一时权宜而少用干姜，后仍不可多服也。

吾推其意，审其病后有虚热者，逍遥散、归脾汤加柴胡、山栀、寸冬、花粉，此祖桃花汤用糯米之意。审其病后有虚寒者，六君子加当归、炒干姜、白芍，或人参养荣汤皆可，此祖桃花汤用干姜之意。成无己注桃花汤，谓阳证内热，则溢出鲜血，阴证内寒，则下紫血如豚肝，是明以桃花汤为治阴证之方。惟即鲜血分阴阳，未能的确，盖色不足凭。凡痢证，须审脉微沉迟，手足厥冷，腹痛喜按，唇淡口和为阴证，附子理中汤加当归、白芍、木香，此乃补桃花汤所不逮者矣。消渴口热，胸腹胀满，坚实拒按为热证，则用三一承气汤，此乃可尽仲景有热可刺之能事矣。

至于寻常红白，则不须如此重剂。病在水分者，痢下白浊，此如暑雨不时，行潦污涨，是湿甚而伤气也。审其脉数，身热口渴者为热湿，宜清利之，四逆散合猪苓汤去阿胶，再加厚朴、老连、枯芩、黄柏。审其脉沉弦迟，口不渴，手足清冷者为寒湿，胃苓汤加煨姜。有食积者，均再加麦芽、神曲、山楂、莱菔子。白痢之故，总是水不清之故，水即气也，吾于水火论已详言之。故调气即是治水，导水须于上源，调气以肺为主，是治肺乃清水之源，即是调气之本。

细思此病发于秋时，秋乃肺金主气，金不清肃，是以水浊气滞而为痢。知此理，则知迫注者肺之肃，不通者金之收也。人参泻肺汤以导其滞，小柴胡加花粉、杏仁、枳壳、桑皮、茯苓、知母、桔梗以和之，人参清肺汤以收功。此乃专为治肺立法，示医者以法门，使知所从事，非临证必用此方也。且病无单见，未有肺病而余脏不病者，故临证时尚须变化。

病在血分者，则痢下纯红，口渴便短，里急后重。脉滑大者，地榆散加酒军、枳壳、厚朴、前仁、泽泻。脉细数者不必下之，但用原方。若血黯黑，脉迟，手足冷者，属虚寒，黄土汤治之。红痢之故，总是血分为病。血生于心火而下藏于肝，肝木内寄相火，血足则能济火，火平则能生血。如火太旺，则逼血妄行，故血痢多痛如刀锥，乃血痛也。肺金当秋，克制肝木，肝不得达，故郁结不解而失其疏泄之令，是以塞而不通。调肝则木火得疏泄，而血分自宁。

达木火之郁，宜小柴胡去半夏，加当归、白芍，白头翁汤或四物汤加蒲黄、五灵脂、延胡索、黄柏、龙胆草、黄芩、柴胡、桑寄生。肝风不扇则火息，钩藤、青蒿、白头翁、柴胡、桑寄生皆清风之品，僵蚕、蝉蜕亦能祛风。肝气不遏则血畅，香附、槟榔、橘核、青皮、沉香、牡蛎皆散利肝气之品，茯苓、胆草、秦皮、枯芩又清肝火之品，当归、生地、阿胶、白芍又滋肝血之品，桃仁、地榆、五灵脂、川芎又行肝血之品。知理肝之法而治血痢无难。

肝藏血，即一切血证，一总不外理肝也。各书痢证门，无此论说，余从各书旁通会悟而出，实先从吾阴阳水火血气论得其原委。故此论精确，不似他书捉影。

客曰：凡泻泄皆脾胃所主，痢亦泄泻之类，何以不主脾胃哉？答曰：渗泻、洞泻诚属脾胃，故《内经》曰：长夏善病洞泻寒中，以长夏为脾主气故也。痢发则多在秋天，而其情理脉证，亦与洞泻不同。虽关于脾胃，而要以肝肺为主，乃得致病之源。

噤口者，下痢不食，是火热浊攻，胃气被伤而不开。各书俱遵丹溪用石莲汤。《金鉴》谓内热盛，上冲心作呕噤口者，用大黄、黄连好酒煎服以攻之。

按：肠胃所以能食者，以胃有津液，清和润泽，是以思食。西洋医虽滞于迹，亦间有可信处。言谷入于胃，即有胃津注之，将谷浑化如糜，常探胃津搅饭，顷刻亦化为糜。据此论说，则胃之思食，全是胃津使然。试观犬欲得肉，则涎出于口，此涎即欲食之本也。人之胃津，其思食之情亦类乎此。

今胃为邪热浊气所攻踞，其清和之津，尽化而为浊滞，下注于大肠则为痢，停聚胃中则拒不纳食。丹溪石莲汤虽知清火补胃，然石莲是莲米有黑壳者，今医用石莲子，不知何物，断不可用。即莲米性亦带涩，痢证宜滑以去着，涩乃所忌，且胃中浊滞，非洗涤变化不为功。此方虽寒热未瘥，然未能洗涤其滞，变化其浊，非起死回生之方也。清瘟败毒饮、竹叶石膏汤、人参白虎汤、麦冬养荣汤出入加减，庶可以洗胃变津，为开胃进食之良法。

至呕不食，《金鉴》用二黄好酒，取其峻快以攻逆。然治逆洵为得法，而不知化生胃津，终未得进食之本也。吾意以为宜用大柴胡汤加石膏、花粉、人参，则攻逆生津，开胃进食，两面俱到。

治噤口者，从无此论。吾今悟出切实之理，为斯人大声疾呼。海始欲以文章报国，今已自分不能，庶几发明此道，稍有补于斯民欤。

查对各书，言痢证者说法不一。张景岳主温，朱丹溪主凉，喻嘉言主发汗利水，陈修园主寒热合治，皆有至理。景岳谓夏月贪凉，过食生冷，至秋伏阴内动，应时而为下痢，佐关煎治之。此即仲景下利不止，用四逆汤、桃花汤之意，乃虚寒治法，然必须有虚寒实据，乃用此法。朱丹溪谓湿热蒸灼，气血为黏腻，用黄连解毒汤，是即仲景白头翁汤意也。此类最多，然必有热证之实据，乃用此法。

喻嘉言谓宜从汗先解其外，外邪内陷而为痢，必用逆流挽舟之法，引其邪而出于外，人参败毒散主之。此即仲景协热下痢，用葛根黄连黄芩汤之意。第仲景升发邪气，兼清其热，而喻则辛温升散，未能两面俱到。即如仲景白头翁汤，亦取白头翁能升达其气，知开提疏发，为治下迫后重之良方。喻嘉言自以逆流挽舟独得其秘，而未能根抵仲景，是以得半遗全。吾拟用柴胡汤去半夏，加花粉、当归、白芍、枳壳、粉葛，自谓升发清降，两得其治。

喻氏又谓，若热已奔迫大肠者，毋庸更从外解，急开支河，从小便而顺导之，《金匮》紫参汤、诃黎勒散主之。此即仲景利不止者，当利其小便之意。大清凉散药彻内外，最有力。从高原导水，使不浸渍肠胃，拟用甘桔汤加桑皮、杏仁、枳壳、防己、木通、石膏、云苓、苡仁、柴胡、薄荷、生姜、白芍治之。斯于喻氏发表利水之法，或更有发明。

陈修园谓此证有脏寒腑热、胃寒肠热之辨，仲景泻心汤择用如神。余谓寒热合病，必有寒热兼见之实证，不得笼统言之，而混用寒热杂方也。即如仲景乌梅丸所治之证，消渴，气上冲心，心中疼热，饥不欲食，此热证之实据也。食即吐蛔，下之利不止，此寒证之实据也。惟其有此腑热脏寒之实据，故用乌梅丸兼寒热治之。又如仲景生姜泻心汤所治之证云：心下痞硬，干噫食臭，此火证也。胁下有水气，腹中雷鸣。此水病也。惟其有此火在胃中，水在肠间之实据，故用生姜泻心汤治

中医临床实用经典丛书（大字版）

血证论

之。初头硬，大便后半溏者，此胃中有寒，肠中有热。陈修园拟用理中汤加大黄，此皆有寒热兼见之实据。

医者辨证必如是之严，而后用药处方，不失铢黍。以上四家治法合而用之，而治痢不虞束手矣。

黄坤载曰：人之大便所以不失其常者，以肺主传送而肠不停，肝主疏泄而肛不闭，宜用参、术以助肺之传送，用桂枝以助肝之疏泄，此黄氏论大便秘结之语也。吾从此语旁通之，而因得痢证之原。以知痢者，肺气传送太力，故暴注大肠；肝气郁而不疏，故肛门闭塞，欲便不便，而为逼胀。此从黄氏之论推求之，而痢证迫而不通之故，诚可识矣。

第桂枝、参、术与痢证不合。痢证肺气之奔迫，以其火热暴注也。故《伤寒论》饮食入胃，即下痢清水完谷者，乃肺之传送太急，热之至也，宜急下之。据此，则治奔迫者当以清火为主，人参清肺、泻肺二汤治之。

肝气不得疏泄，亦由木郁为火，结而不畅。桂枝温木，是益其火，得毋虑不戢自焚乎。观仲景白头翁汤用秦皮、白头翁以凉达肝木，四逆散里急后重者加薤白以疏郁，则知助肝疏泄之法矣。当归芦荟丸、泻肝汤、丹栀逍遥散加减治之。

至于和肝调肺，止奔迫，解郁闭，一方而肝肺并治者，自古无之。余拟用白头翁汤加石膏、知母、杏仁、桔梗、枳壳、槟榔、柴胡、麦芽、当归、白芍、甘草治之。轻剂则用小柴胡加归、芍、杏仁、桔梗、枳壳、槟榔、麦芽、花粉调和肺肝，则肺气不迫注，肝气得开利矣。

又或肝气欲泄而下注，肺气欲收而不开，故痢多发于秋。秋金肺气闭而不开，肝气决裂而不遏，是以迫痛。此又从黄氏之义，另翻一解，而各书均不载者也。治宜甘桔汤加白芍，以桔梗开提肺气，以白芍平治肝木。本此意以为加减，则鳖甲、龙胆草、青皮、秦皮、芦荟皆平肝之药，当归、生地、桃仁、五灵脂、延胡索皆治肝经血分之药，黄芩、麦门冬、桑皮、知母皆清肺之药，枳壳、贝母、杏仁、陈皮皆肺经调气之药。随宜致用，变化在人，乌有不治之痢哉？

调血则便脓自愈，调气则后重自除。此二语为千古治痢之定法，而亦相沿治痢之套法耳。盖泛言调血，则归、芍、地榆用尽而不效。泛言调气，而陈皮、木香多服而无功。不知木香、陈皮乃调脾气之药，痢虽脾病，而其所以逼迫者，肝肺之咎也。知调肝肺，则善调气矣。血乃血海所总司，血海居大肠之间，故痢证脐下极痛者必有脓血，痛不甚者无脓血，以脐下血海之血痛故也。知理血海，则善治血矣。

普明子谓痢证多兼食积，宜用枳壳、厚朴、大黄，轻则用山楂、神曲、莱菔子、麦芽，此论最浅而中肯。

久痢不止，肺气下泄，则魄随之陷，而魄脱则死。肺藏魄，治宜调补肺气，人参清肺汤以固之。如寒滑者，桃花汤治之。仲景诃黎勒散即是清肺固脱之方。四神丸、乌梅丸皆是桃花汤之义。方难尽举，升提固涩，总须分寒热用药，斯无差爽。

休息痢者，止而复作，乃固涩太早，留邪在内，故时复发作。治宜按上治痢之法，视何经见证，则用何经之药，以消除其邪，伏邪既去而痢自不作。如羊脂、白蜜、黄连末服，不过取滑去着，寒去火之义。尤未若视其邪所发见之情，而分经用药，更为对证。

又补论曰：凡噤口痢，上噤下痢，法宜和中。此与霍乱对看自明。霍乱上吐下泻，必以和中而愈，则知噤口痢、上噤下痢，亦必以和中而愈。第霍乱是中寒而发，为上下俱脱之证，法主理中汤以温之。噤口痢上闭下滞，其为中热可知。热结于中，上下不开，和中之法，宜反理中汤诸药，以寒凉治之，生姜泻心汤去干姜为宜，人参白虎汤亦佳。

## 尿 血

膀胱与血室并域而居，热入血室则蓄血，热结膀胱则尿血。尿乃水分之病，而亦干动血分者，以与血室并居，故相连累也。其致病之由，则有内、外二因。

一、外因，乃太阳、阳明传经之热结于下焦。其症身有寒热，口渴腹满，小便不利，溺血疼痛，宜仲景桃仁承气汤治之，小柴胡汤加桃仁、丹皮、牛膝亦治之。

二、内因，乃心经遗热于小肠，肝经遗热于血室。其症淋秘割痛，小便点滴不通者呼赤淋，治宜清热。治心经遗热，虚烦不眠，或昏睡不醒，或舌咽作痛，或怔忡懊侬，宜导赤饮加炒栀、连翘、丹皮、牛膝。治肝经遗热，其症少腹满，胁肋刺痛，口苦耳聋，或则寒热往来，宜龙胆泻肝汤加桃仁、丹皮、牛膝、郁金。

尿血治心与肝而不愈者，当兼治其肺。肺为水之上源，金清则水清，水宁则血宁。盖此证原是水病累血，故治水即是治血，人参泻肺汤去大黄加苦参治之，清燥救肺汤加藕节、蒲黄亦治之。

以上结热之证，其血溺出，皆有淋漓不通之象，乃尿血之实证也。此外又有虚证，溺出鲜血，如尿长流，绝无滞碍者，但当清热滋虚，兼用止血之药，无庸再行降利矣。盖前阴有二窍：一为水窍，一为血室之窍。血窍在女子，则为胎孕之门；血窍在男子，则为施精之路。故女子血室之血，能由此崩漏而下，男子血室之血，亦能由此走泄而出。是以血尿之虚证与女子崩漏之证无异，宜用四物汤加减治之。

肝如郁火者，加丹皮、炒栀子、柴胡、阿胶、芥灰。心经血虚火旺者，加黄连、阿胶、血余。脾气虚寒不能摄血者，四肢清冷，脉微迟，面黯淡，加鱼鳔、黄芪、人参、艾叶、黑姜、甘草、五味治之。房劳伤肾，加鹿胶、海螵蛸、烧裆散治之。又有肺虚不能制节其下，以致尿后渗血者，审系肺阴虚，则兼气逆、痰咳、口渴等症，人参清肺汤主之。若肺阳虚不能治下，则必有遗溺足冷、水饮喘嗽之证，甘草干姜汤治之。

## 经 血

妇科已有专书，然男女血本同源，故并论之。经云：女子二七而天癸至，任脉通，太冲脉盛，月事以时下，故能有子。天癸者，谓先天肾中之动气，化生癸水。至者，谓至于胞中也。水为阳气所化，阳倡而阴必随之。血者阴也，冲任主之，故应癸水，而即输血于胞中。血之应水而下，是谓以阴从阳，有如妻之从夫。冲任两脉皆起胞中，上属阳明，阳明乃后天水谷之海，居中宫，称戊土。

化气取汁，变赤为血，随冲任两脉以下合癸水，是谓戊与癸合，男女皆然。男子主气，故血从水化而为精；女子主血，故血从水化而为经。血是男子之精，水中有血。女子之经，血中有水，故行经前后，俱有水浆可验。夫此水乃肾中冲阳之气所生，气亢则水竭，而血不濡，热证于是乎生矣。气寒则水冷，而血不运，寒证于是乎生矣。故凡调血，先须调水，调水即是调气。气生于肾而主于肺，血生于胃而藏于肝，以血海为肝之部分。肺金司气之制节，又为水之上源，调血调水，人当知所从事矣。故或调气中之水以滋血，或调血中之气而利水，是女子调经之法，即凡为血证之治法，学者宜鉴观之。

血热者，水之不足也，因见行经趱前，发热口渴诸症。四物汤加天冬、麦冬、黄芩、花粉、柴胡、阿胶、牛膝等药以滋水者濡血，或用六味地黄汤以滋肺肾，亦能启水之源，此以滋水为养血之法也。

血寒者，水不温也。因见经水后期，黯淡清冷之状，以及凝滞疼痛兼作，四物汤加茯苓、甘草、桂枝、黑姜、附子等药以温水者行气，气行则血行也。

血虚者，行经太少，以及干枯淡薄，诸虚证犹杂出难言。审系肾中天癸之水不足者，必骨热气逆，足痿脉数，子宫干涩，经血前后均无浆水。宜左归饮加菟丝、龟板、阿胶、麦冬、五味、苁蓉，以滋天癸之水。审系胃虚，阳明冲任之血不足者，经水必淡，只有水浆而少鲜血，宜炙甘草汤、养荣汤酌而用之，以补生血之源，而血虚可治矣。

血滞者，瘀血阻滞，因见身痛腹胀，寒热带漏，散经闭经诸证，总是瘀血阻滞其气。若无瘀血，则经自流通，安行无恙，何缘而错杂变乱哉。凡此之类，故总以去瘀为要，四物汤加元胡、桃仁、香附、乳香、没药主之。有热加黄芩、黄连，有寒加干姜、附片。王清任血府逐瘀汤、膈下逐瘀汤皆宜。瘀血之甚者，非仲景土瓜根、下瘀血等汤不治，另详瘀血门。

总而论之，血气二者，原不相离，血中有气，气即是水，吾于本条及水火气血论已详言之。知此，则知瘀血阻滞者乃血阻其气，是血之咎，故破散其血而气自流通，桃仁、丹皮、五灵脂等在所必用。血分有热者，乃气分之水不足以濡血，故令血热，用栀、芩等以泻火，泻火即是滋水也。血分有寒者，乃气分之水，水凝湿滞而不化，故濡滞不流通也。吴茱萸、细辛、桂枝、艾叶以温水者温血，水温则气和，气和则血和。观此，可知男子瘀血，热结寒凝，治法与此皆无异矣。

观于生天癸以生血之法，则知男子滋肾养血之法。观于补阳明以补血之原，则知男子补血之原矣。观于滋肺以养血之法，则知男子生津以养血之法。以至血热而水凝为痰，血虚而水溢为汗，同类异情，无不毕见。

## ∽◦ 崩　带 ◦∽

妇人面色青黄，肢体消瘦，心战腰酸，时下浊物。其物黄、赤、青、白、黯黑并下，是带脉之血伤损而成，故名曰带证。古法又分白浊一条，谓带下是带脉为病，其色污杂；白浊则是心、肾、脾三经为病，其色纯白。而所用之方仍相仿佛，其实同一病也，皆是带脉为病。

吾为指明曰：白浊五带，所下似血非血，乃胞中之水也。此水清则为天癸，以济经血，前论详矣。此水浊则为白浊，为五带。水浊而血因以浊矣。盖带脉下系胞宫，中束人身，居身之中央，属于脾经。脾经土气冲和，则带脉宁洁，而胞中之水清和。是以行经三日后即有胞水黄明如金，是肾中天癸之水，得带脉脾土之制，而见黄润之色，乃种子之的候，无病之月信也。

若脾土失其冲和，不能制水，带脉受伤，注于胞中，因发带证，白浊污杂，治宜和脾以利水。治脾即是治带，治带即治水也。观肾着汤，用白术治腰痛如带五千钱者，肾着名汤，明言是肾中水邪着于带脉，故从脾治之，以土治水，而带脉自愈矣。

即此可知女子带证是水不清，浊证仍是水不清，不必强分，总以和脾利水为主，胃苓汤主之。挟热者去桂枝，加黄芩、黄连、黄柏。挟寒者加细辛、吴萸。夫脾土郁蒸，湿气腐化，变生五带，赤白污浊，理脾解郁，宜逍遥散加防己、木通主之。热加丹皮、栀子、黄柏，寒加台乌、艾叶、砂仁。

以上所论，虽未尽带浊之治，然已得法门，学者推而广之。遇热证则硝、黄、甘遂未必非宜，遇寒证则参、术、芪、附尤所必用，以及寒热错杂，皆可随证制方。有纸笔不能尽传者，在医师之自悟也。

崩漏者，非经期而下血之谓也。少者名曰漏下，多则名为血崩。行经而去血过多，如水之流不能止者，亦是血崩，古名崩中。谓血乃中州脾土所统摄，脾不摄血，是以崩溃，名曰崩中，示人治崩必治中州也。月经名曰信水，以五行惟土主信，土旺则月水有信，土虚则失信而漏下，甚则崩中矣。

治法总以治脾为主，或劳倦伤脾，或思虑饥饱伤脾，脾虚不摄，宜用归脾汤加艾叶、阿胶、灶心土。大虚者，宜十全大补汤加阿胶、续断、升麻、炮姜、枣仁、山萸肉，再用鱼肚、鹿角霜、莲米、姜、盐炖食，以调养之。黄芪、糯米、当归煎服，亦大补气血。六君子、养荣汤、炙甘草汤皆脾经补益之药，可以加减用之。凡是崩中，此为正治。

又有治肝以治脾之贼者，肝经怒火妄动，木郁克土，火扰而血不宁。其人善怒头痛，口苦目眩，胁腹胀满，六脉弦数，与脾经虚寒之证显有不同。宜归脾汤加丹皮、栀子、柴胡、白芍、麦冬、五味子，补脾土，清肝火，两面俱到，或用丹栀逍遥散加牡蛎、阿胶、蒲黄。

谨按：带漏虽是水病，而亦有夹瘀血者，以血阻气滞，因生带浊，小调经汤随寒热加减治之。崩中虽是血病，而实则因气虚也。气下陷则水随而泻，水为血之倡，气行则水行，水行则血行。宜服补气之药以升其水，水升则血升矣，补中益气治之。

合崩带观之，一是水病，一是血病，女子、男子皆有血与水之病，宜通观之。

### ∽∘ 产　血 ∘∽

妇人胎中有血衣以裹儿，血衣之下又有水衣以衬垫之。将产则胎水先破，水衣先下，然后血衣破而儿生。儿生之后，血衣乃下。世谓水衣垫胎，水衣即行则其胎颠坠，是以儿出，此乃着迹之论，未得其所以然也。

夫胎产之事，乃关气化，岂犹什物之衬垫悬坠所可拟者。吾为指出其理曰：天地之大，总是以阳统阴，人身之生，总是以气统血。气乃肾中水化之阳，故气着于物还复为水，吾是以有气即是水之论。妇人怀子，垫胎之水衣即气也，胎乃气载举之，气即是水，故水垫其胎，实则气载其血也。将产之时，水衣先行，气下行故水下行，水行实则气行也。气既下行，则其胎血自随之而下。血之从气又如妻之从夫，岂有气行而血不行者哉？故胎之未生，气载之。胎之将产，气运之。知此，则知护胎者必调气，催生者必行气。而治一切血证皆宜治气，均可于此悟出。

将产之时，腰腹大痛者，以气欲行而血未行，血阻其气，而气必欲迫之使行，故令大痛。此必初胎初产之妇，血道新开，碍气之行，故其痛极甚。或数产之妇，内有瘀血阻滞其气，故令大痛。若壮妇身无瘀血，则将产时微痛而已，或微胀而已。盖其气行而血随之下，血道既是熟路，又无瘀血阻滞，何痛之有？其极痛而胎不下者，催生之法，总宜行血，不使阻滞其气，则气下而胎随以下，佛手散主之。交骨不开者，加败龟板及妇人油发烧灰，义总取于活血，血活则气通，胎顺而自生矣。

既产之后，身痛腰痛。恶血不尽，阻滞其气，故作痛也。盖离经之血，必须下行不留，斯气无阻滞，自不作痛，又能生长新血。若瘀血不去，则新血不生，且多痛楚，宜归芎失笑散及生化汤治之。夫产后百脉空虚，亟宜补血，而犹力主去瘀者，瘀血不去，则新血断无生理。吾于男女异同论已详言之。虽产后大虚，仍以去瘀为急，去瘀正为生新计也。吐衄家须去瘀血，观此益信。

产后血晕，由血随气上，迷乱心神，故眼前生花，甚者闷绝口噤，神昏气冷。有下血过多而晕者，属虚，但昏闷烦乱而已，法当补血，宜炙甘草汤及八珍汤加枣仁、龙骨、朱砂、丹皮。有下血少而晕者，乃恶露上抢于心，心下满急，神昏口噤，绝不知人，法当破血，宜当归、延胡索、血竭、没药、荆芥穗、京墨煅红醋淬，童便引。血晕之证，吐衄家间亦有之，医者不可不知。

产后血崩，乃荣气空虚，不能摄血归经，大剂归脾汤主之。如兼汗出气喘者，乃是血脱气散之危证，参附汤加阿胶、熟地、茯苓、甘草以救之。然又有怒气伤肝，肝气横决，血因不藏者，归脾汤加炒栀子、阿胶、艾叶、柴胡，逍遥散加阿胶、牡蛎、棕灰、炒栀、莲叶、香附皆宜。

败血干肺，口鼻黑色，面如茄色，或发鼻衄，乃气逆血升之危候。或则喘急，或咳逆欲死，总缘肺虚不能制节其下，是以下行之血得以上干，宜参苏饮主之。鼻衄加杏仁，喘咳加五味。吐衄家血干肺脏者，亦与此同。

败血干心，心气闭塞，舌强不语，神昏谵语，如见鬼状，宜归芎失笑散加龙脑、朱砂、血竭、没药治之。牛膝散加枣仁、琥珀、熟地、人参皆宜。

败血干脾，则呕逆腹胀，不能饮食，生化汤加半夏、茯苓、枳壳、厚朴。如发为水肿，是血从水化而变为水，与血变为脓无异。既从水化则从水治之，五苓散加蒲黄、丹皮以利之。

总之，血以下行为顺，上行为逆。知产血上逆之为病，则愈知吐衄之血上逆为病也。但吐衄与产血，其病原不同，故治法亦异。此外尚有数证，乃产后多有之证，亦与吐衄义可参观，因连类及之，条列如下。

产后喘促，最危之候，因荣血暴竭，卫气无依，为血脱气散之证，宜参附汤饮之，四磨汤亦可。若因败血乘肺，气喘目黑，鼻起烟煤者，是为肺气将绝之证，参苏饮治之。二证，一是肾气虚脱而阳上越，一是肺气虚竭而血上乘。两方皆主人参大生水津，水者，气之母也，方主补气，故用人参以滋水，滋水即是补气。而阳上越者，佐附子以引之归根；血上干者，佐苏木以速之下降。诚产后救危之良方，男子血气脱绝之证，亦不能外此义也。

中医临床实用经典丛书（大字版） 血证论

产后汗出，身微似汗者吉。盖产后血虚，微汗则气来就血，阳来和阴。汗者气分之水也，产后血不足而气有余，故微泄其气以与血配，最吉之兆。若阴虚于内，阳浮于外，濈濈汗出，是为自汗，与微汗有别，法宜补阴而引阳，圣愈汤加附子、五味、寸冬、龙骨治之。若大汗亡阳，其汗如水之流，乃元气脱散，气即水也，气脱故大汗，非大剂参附汤不能回阳。又有但头汗出，至颈而还者，乃血不得其和，气因郁而上蒸，故但头汗，仲景谓之郁冒，用小柴胡汤解之。盗汗阴虚者，当归六黄汤治之。此与吐衄家汗出诸证有相通处，宜参观之。

产后发热，因阴血暴伤，阳无所附，四物汤加炮姜，从阴引阳，为正治之法。若头痛恶寒而发热者属外感，不当作寻常伤寒治之，惟宜用四物汤加荆芥、柴胡、葱白，和血解表而愈。又有停食发热者，必见胀闷、嗳气、呕哕等症，异功散加山楂、神曲、麦芽、厚朴、生姜治之。若因瘀血壅滞而发热者，必见身腹等处刺痛之症，生化汤治之。若去血过多，烦躁口渴，面赤身热者，当归补血汤治之。若阴虚阳无所附，孤阳外越而发热者，急进参附汤救之。《金鉴》此条，于产后发热虚实之证略备，与男子亡血发热者治法相同。但亡血是血上行，产后是血下行，一逆一顺，其间略有不同耳。

产后杂证犹多，所举数条，皆与吐血之证有互相发明者，其余不及备载，另有产科诸书可查。

又补论曰：产后气下泄，故多脱证。吐血气上逆，故少脱证。吐血之脱证皆宜降，产后之脱证则宜升，此绝不同。

# 第五卷　血中瘀证治 五条

## ◈ 瘀　血 ◈

吐衄便漏，其血无不离经。凡系离经之血，与荣养周身之血，已暌绝而不合。其已入胃中者，听其吐下可也。其在经脉中而未入于胃者，急宜用药消除，或化从小便出，或逐从大便出，务使不留，则无余邪为患。此血在身，不能加于好血，而反阻新血之化机，故凡血证总以去瘀为要。

世谓血块为瘀，清血非瘀，黑色为瘀，鲜血非瘀，此论不确。盖血初离经，清血也，鲜血也。然既是离经之血，虽清血、鲜血，亦是瘀血。离经既久，则其血变为紫血。譬如皮肤被杖，血初被伤，其色红肿，可知血初离经，仍是鲜血。被杖数日，色变青黑，可知离经既久，其血变作紫黑也。此血在经络之中虽已紫黑，仍是清血，非血块也，是以能随气运行，走入肠胃，吐下而出。设在经络之中，即是血块，如何能走入肠胃耶？

至于血块，乃血入肠胃，停留片时，立即凝结。观宰割猪羊，滴血盆中，即时凝结，便可知矣。故凡吐衄，无论清凝鲜黑，总以去瘀为先。且既有瘀血，便有瘀血之证，医者按证治之，无庸畏阻。

瘀血攻心，心痛头晕，神气昏迷，不省人事。无论产妇及吐衄家，有此证者乃为危候，急降其血而保其心，用归芎失笑

中医临床实用经典丛书（大字版）　血证论

散加琥珀、朱砂、麝香治之，或归芎汤调血竭、乳香末亦佳。

瘀血乘肺，咳逆喘促，鼻起烟煤，口目黑色，用参苏饮保肺去瘀，此皆危急之候。凡吐血即时毙命者，多是瘀血乘肺，壅塞气道。肺虚气促者，此方最稳。若肺实气塞者，不须再补其肺，但去其瘀，使气不阻塞，斯得生矣。葶苈大枣汤加苏木、蒲黄、五灵脂、童便治之。

瘀血在经络脏腑之间则周身作痛，以其堵塞气之往来，故滞碍而痛，所谓痛则不通也。佛手散加桃仁、红花、血通、续断、秦艽、柴胡、竹茹、甘草，酒引，或用小柴胡加归、芍、丹皮、桃仁、荆芥，尤通治内外之瘀，方义较稳。

瘀血在上焦，或发脱不生，或骨膊胸膈顽硬刺痛，目不了了，通窍活血汤治之，小柴胡汤加归、芍、桃仁、红花、大蓟亦治之。

瘀血在中焦，则腹痛胁痛，腰脐间刺痛着滞，血府逐瘀汤治之，小柴胡汤加香附、姜黄、桃仁、大黄亦治之。

瘀血在下焦，则季胁、少腹胀满刺痛，大便黑色，失笑散加醋军、桃仁治之，膈下逐瘀汤亦稳。

瘀血在里则口渴。所以然者，血与气本不相离，内有瘀血，故气不得通，不能载水津上升，是以发渴，名曰血渴。瘀血去则不渴矣，四物汤加枣仁、丹皮、蒲黄、三七、花粉、云苓、枳壳、甘草，小柴胡汤加桃仁、丹皮、牛膝皆治之。温经汤以温药去瘀，乃能治积久之瘀，数方皆在酌宜而用。

瘀血在腠理，则荣卫不和，发热恶寒。腠理在半表半里之间，为气血往来之路，瘀血在此，伤荣气则恶寒，伤卫气则恶热，是以寒热如疟之状。小柴胡汤加桃仁、红花、当归、荆芥治之。

瘀血在肌肉，则翕翕发热，自汗盗汗。肌肉为阳明所主，以阴明之燥气，而瘀血相蒸郁，故其证象白虎。犀角地黄汤加桃仁、红花治之，血府逐瘀汤加醋炒大黄，亦可治之也。

瘀血在经络脏腑之间，则结为癥瘕。瘕者，或聚或散，气为血滞，则聚而成形；血随气散，则没而不见。方其既聚，宜以散气为解血之法，九气丸治之。在胸膈上者加桔梗、枳壳、瓜蒌、生姜、甘草；在右者加苏子、桑皮、陈皮；在左者加青皮、牡蛎、当归；在中焦大腹者，加厚朴、枳壳、防己、白芍、甘草；在小腹下者，加橘核、小茴、荔核、槟榔、川楝子、灵脂。气散则血随而散，自不至于结聚矣。至其既散之后，则又恐其复聚，宜以调血为和气之法。此时瘕气既散，处于血分之中，但一调血，则气自和，而不复聚矣。逍遥散加丹皮、香附治之，归脾汤加柴胡、郁金子亦治之。

癥者，常聚不散，血多气少，气不胜血故不散。或纯是血质，或血中裹水，或血积既久亦能化为痰水，水即气也。癥之为病，总是气与血缪辖胶结而成，须破血行气，以推除之。元恶大憝，万无姑容。即虚人久积，不便攻治者，亦宜攻补兼施，以求克敌。攻血质宜抵当汤、下瘀血汤、代抵当丸。攻痰水宜十枣汤。若水血兼攻，则宜大黄甘遂汤或秘方化气丸。

外治法：贴观音救苦膏。

瘀血在经络脏腑之间，与气相战斗，则郁蒸腐化而变为脓。另详吐脓、便脓、疮脓门，兹不再赘。

瘀血在经络脏腑之间，被气火煎熬，则为干血。气者，肾中之阳，阴虚阳亢，则其气上合心火，是以气盛即是火盛。瘀血凝滞，为火气所熏则为干血。其症必见骨蒸痨热，肌肤甲错，皮起面屑，名为干血痨。病至此者，十治二三，仲景大黄䗪虫丸治之。盖既系干血，便与气化隔绝，非寻常行血之品所能治也，故用诸虫啮血之物，以消蚀干血。瘀血不去，新血且无生机，况是干血不去，则新血断无生机。故此时虽诸虚毕见，总以去干血为主也。如胆识不及，可以滋补之药送下此丸，亦调停之一术。

瘀血在经络脏腑之间，被风气变化则生痨虫。气者，肾水之所化也，故气动即为湿。风者，肝阳之所生也，故风动即为热。湿蒸热煽，将瘀血变化为虫，是为痨虫。此犹之草腐为萤，谷飞为虫也。

其辨法：面色乍赤乍白，乍青乍黄，唇口生疮，声嘎咽痒，烦梦不宁，遗精白浊，发焦舌燥，寒热盗汗，口出秽气，不知香味，喜见人过，常怀忿怒，梦见亡先，惊悸咳逆，或腹中有块，或脑后两边有小结核，或食豆而香；又用乳香熏其手背，帕覆手心，须臾毛长至寸许；每日平旦精神尚好，日午向后，四肢微热，面无颜色，皆是痨虫之候也，月华丸主之。

多食鳗鱼肉，既有滋补，又善杀痨虫。或用鳗鱼骨烧黑，鳖甲炒为末，煎人参当归白芍白薇汤送下，补虚杀虫，相辅而行。若专事杀虫，金蟾丸亦可间服，金线蛙烧服亦妙。黑猫杀取肝，焙干为末，月初五更空心服，大能杀除痨虫，可代獭肝。獭爪为末酒下，痨虫居肺叶间，咯血声嘶者，皆能治之。

痨虫乃血化之虫，最为灵异，其人死后，虫为妖孽，传染家人，为传尸痨。杀三人者，其虫不治。传尸之证，与其所感之病人无异。《金鉴》谓宜服传尸将军丸，方载《丹溪心法》中。今查《丹溪心法》不载此方，然以将军名丸，其主用大黄可知。夫传尸虫孽袭染人身，亟宜除去，故主攻下，亦如仲景攻干血法，以免留邪为患也。此虫一传人身，便能聚积人身之血以为窠囊，食息生育，变化无穷。吾谓可用移尸灭怪汤，杀其虫而夺其血，斯无遗留之邪矣。

以上二证，大便不溏泄者尚可攻治，溏泄者不能任药，必死。

## 蓄 血

蓄血者，或伤寒传经之邪，或温疫时气之邪，传于血室之中，致周身之血皆为邪所招致而蓄聚胞中。小腹胀痛，其人或寒或热，昼日明了，夜则谵语，甚则发狂，呼叫打骂，《内经》所谓血在上喜忘，血在下如狂是也。癫犬咬伤，毒聚胞中，故令发狂，皆属蓄血之证，仲景抵当汤治之，桃仁承气汤亦治之。若胆识不及，可用膈下逐瘀汤加大黄。若血犹未结，但是热入血室，夜则谵语，用小柴胡汤加桃仁、丹皮治之。

## 血 臌 附血肿

血臌之证，胁满小腹胀满，身上有血丝缕，烦躁漱水，小便赤，大便黑，腹上青筋是也。医书俱云是妇人之病，惟喻嘉言谓男子恒有之。面色萎黄，有蟹爪纹路，脉虽虚极，而步履如故，多怒善忘，口燥便秘，胁胀腹疼。迨胀之既成，腹大如箕，遂不可救。

东南最多，所以然者，东海饶鱼盐，鱼者甘美之味，多食令人热中。盐者咸苦之味，其性偏于走血。血为阴象，初与热合，不觉其病，日久月增，中焦冲和之气，亦渐为热矣，气热则结，而血不流矣。于是气居血中，血裹气外，一似妇人受孕者然。至弥月时，腹如抱瓮。推而言之，凡五方之膏粱厚味，椒姜桂糈，成热中者，皆其类也。

治之之法，以六君子汤加干姜、川芎、防己为末，陈米、荷叶煎汤泛丸，白汤下，执中央以运四旁法也。

谨按：喻氏之论，其言血臌之原，最为详确，惟所主之方，与气热则结而血不流之说未能唇合。盖六君子与所加之药，于治痰臌为宜，且须寒饮，方为切合。如论所谓，宜用清和理气之品，攻剂代抵当丸主之，和剂丹栀逍遥散加姜黄、香附治之。诸书皆用桃奴散或琥珀散治之。第两方用温药，亦血因寒凝之剂，与喻氏所论又有不同，医者审证择用可也。

又有石瘕、肠覃，状如怀子，腹日以大，月事以时下者为肠覃，以寒客于肠外，气病而血不病也，宜橘核丸主之。月事不以时下者为石瘕，乃寒气客于子门，子门闭塞，恶血当下不下，衃以留止，故成石瘕。是气病而血亦病也，宜琥珀散、桃奴散治之。后服温经汤。

单腹胀者为血臌，若四肢皆胀，或先从四肢肿起，其色红者，谓之血肿。亦有不红者，血从水化而为水，故不红也。或得于吐衄之后，瘀血化水而肿。或得于妇人经水不行，血化为水而肿。既化为水，则兼治水，五皮饮加当归、白芍、蒲黄、丹皮、桃仁治之。或用干漆、雄黄，醋丸，麦芽汤下亦可。

又凡臌胀浮肿，俱要分阴证阳证。阴证脉沉涩弦紧，必有寒痰诸证，宜中满分消汤加桃仁。阳证脉数口渴、便短气逆等症，宜小柴胡汤加知母、石膏、防己、丹皮、桃仁、猪苓、茯苓、车前子治之。另详六卷肿胀门。

# ⌬ 经 闭 ⌬

妇女经闭有四：一寒证，一热证，一实证，一虚证。

寒闭者，积冷结气，经水断绝，至有历年。胞门为寒所伤，经络凝坚，阴中掣痛，少腹恶寒，上引腰脊，绕脐寒疝。或瘀血不行，留为石瘕，皆霜凝冰结之象也。用温经汤主之，或用温药下之，附子理中汤加当归、桃仁、大黄、细辛、牛膝、肉桂，生化汤下之尤稳。经通之后，再服肾气丸收功。

热证者，胞为血室，血室为肝之所司，肝火横逆，从胞脉上迫于心肺。心肺之气不得下通，则发寒热，头晕耳鸣，烦躁多怒，咳逆气上。治宜平其肝火，使肺气得下降，心血得下注，斯经通矣。当归芦荟丸加桃仁以攻之，丹栀逍遥散加桃仁以和之。

又曰：冲任两脉起于胞中，上属阳明。若胞中火逆，随冲任两脉上冲，头晕颊赤，咽喉不利，发热口渴，咳逆喘息。此乃胞气上逆，合于阳明之气，而为燥动之证，法宜从阳明以折冲逆，使火下降，斯经通矣，玉烛散治之。如脾胃素虚，不便攻治者，玉女煎加桃仁、丹皮治之。《金匮》麦门冬汤尤能逆折冲气。数方皆从阳明降气，使气下达胞中，则经自通。又有从肾中引气下行以通经之法，用六味地黄汤加知、柏、牛膝、前仁，此又引冲气下行，隔治之法。

实证经闭者，妇人少腹如敦状，小便微难而不渴，此为水与血结在血室也，大黄甘遂汤主之。又仲景曰：妇人伤寒中风，经水适断，胸胁满如结胸状，谵语者，此为热入血室也，小柴胡汤主之。妇人经闭，脏坚癖不止者，中有干血，湿热腐

中医临床实用经典丛书（大字版）

血证论

变，化出白物，矾石末纳入阴户。吾谓可用土瓜根汤加黄柏、防己治之。又或小腹结痛，大便黑色，小便不利，明知血欲行而不肯利下，宜抵当汤主之，时方可用膈下逐瘀汤。

虚证经闭者，或因失血过多，面与爪甲之色俱浅淡黄白。血既从上而脱，更何从再注胞中以为经水哉？治法宜止其吐衄之血，使其下行，再补其虚，则血生而气顺，下注胞中，斯经得通矣。四物汤加牛膝、枳壳、降香、玉京、血余、童便、茯苓、甘草、阿胶。

或因过淫精竭，肾中天癸之水不至胞中，则不能引动冲脉之血。是为阳不倡阴，水不化血，宜滋补其水，以益天癸。左归饮主之，三才汤亦主之。

或因生产过多，伤血血枯，圣愈汤主之。

或室女血枯，名为童痨。室女正当血盛之时，而乃经少血枯，以致骨蒸肌热，面色枯白，两颧发赤，懒于饮食，皮干消瘦，咳嗽喘息。此宜大滋其血之化源，使血骤生而诸病乃退，炙甘草汤主之。

又或妇人女子，不得隐曲，心念不遂，脾气抑郁，以致胃病，不思饮食，倦怠少神，怔忡健忘。脾不化汁，心不化赤，是血虚而无经水。血虚则生内热，肌肉干瘦，如风之消物，故又名曰风消。其证难治，宜归脾汤主之。

血虚则火盛无制，心乘肺金，金气不行，不能运布，水津留于胸中，津液尽化为痰。咳嗽不已，日久成痨，经所谓传为息贲，则不能治，谓喘息也。都气丸加人参、麦冬、枣仁、五味子、钟乳石治之，天王补心丹亦治之。保和丸、清燥救肺汤皆可借治息贲，叶氏养胃汤加熟地、五味、云苓亦佳。

经血原委，已于四卷详言之，兹特就经闭大略，出其证治，化裁通变之用，则存乎其人而已。

末段所论生血之法，男女略同，治血证者须切究之。

## ⚘ 胎 气 ⚘

妇人以血养胎，血或不足，或不和，于是有胎气诸证。此与本书血证不涉，然亦血分中事，不类而类，因并论以启人之悟。

孕妇胎中，只有水、血二者而已，水即是气，故生产时，水衣先至，后下血衣，行经时亦先下浆水，后下鲜血。水者气之所化，气属阳，血属阴，水先乎血，是为阳先乎阴也。故行经也，必天癸之水至于胞中，而后冲任之血应之，亦至胞中，于是月事乃下。其受胎也，亦必天癸先交，而冲血后聚，故不曰男女媾血，而曰男女媾精。精者，水与血混合之名也。既成胎后，肾中之阳气则化水以养胎，胃中之水谷则取汁化血，从冲任两脉下注胞中以养胎。胎中水足则血不燥，胎中血足则气不亢，水血调和，则胎孕无病。所以有病者，皆水与血不和之故。胎病多端，吾且斩断葛藤，但就水、血二者立法，可以通一毕万矣。

恶阻者何也？胎中之水火，上逆入胃故也。冲任乃胞脉，皆上属于阳明。阳明之气，下行为顺，今因有胎，子宫收闭，冲气不得下泄，转而上逆，挟胞中之水以干胃土，则为痰水上溢，因而呕吐。治宜调胃利痰，二陈汤加枳壳、砂仁、生姜、藿香治之，香砂六君子汤亦治之。水降则气降，胃得安而不呕吐矣。又或胞气上逆，上合阳明燥气而为火，亦致吐逆，呕苦呕酸，哕气拒食，胎塞于下，气逆于上，多生火证。故世谓胎前不宜热药，以此之故。法宜清胃降火，小柴胡汤主之，麦门冬汤亦治之。

子呛者何也？胎中之水火上干于肺故也。养胎全赖水与血二者，若水不足以濡血则血燥；血不足以济水，则气热。燥热相合，是为胎火。胎火循冲脉而上，干犯肺金，则咳喘交作，两颊发赤，咽喉不利，气呛咳嗽，故名子呛。

仲景麦门冬汤治之，时方玉女煎加五味子亦妙。方中牛膝正取其降冲逆。半夏降冲逆，降水也；牛膝降冲逆，降火也。皆以堕胎之药安胎，用之得宜，正无畏缩。

又有胎中之水，上泛为痰，冲肺作咳，以致子呛者，于法又宜去水。苏子降气汤、六君子汤加五味、炮姜、细辛治之。若是水火兼动而致咳嗽，宜泻白散加杏仁、瓜蒌霜、白前、黄芩、枳壳、甘草，或葶苈大枣泻肺汤治之。但葶苈猛，不可多用。

孕妇少腹痛，仍分水分、血分两端。在水分者，膀胱之气不能化水，则子脏胀满，水不得泄，必见小便短涩、胀喘诸症。审是热结不行者，导赤散加山栀、防己以清之；审系寒结而阳气不化者，五苓散治之，取其水利，则少腹之痛自止。橘核丸加茯苓亦治之。

在血分者，胞为肝肾所司，肝阳不达于胞中，则胞血凝滞而痛，四物汤加艾叶、香附、阿胶、小茴。肾阳不达于胞室，则胎冷痛，上连腰脊，四物汤加杜仲、故纸、台乌、艾叶。此名胞阻，谓胞中阴血与阳气阻隔也，重则用肾气丸，轻则用胶艾四物汤。

血与水皆阴也，水为先天阳气所化之阴液，血为后天胃气所化之阴汁。肾阴又转赖胃之水津而生，胃气又实藉肾之生阳而旺。

今有肾中之生阳不足者，脉弦发热，愈胀而下坠，腹痛恶寒，子宫欲开。仲景用附子汤治之，保肾之阳以扶胃气，此补阳法也。

又有胃中之水津不足者，则子脏干燥，悲伤欲哭，象如神灵所凭，数欠伸。所以然者，以肾水不足，冲血不足，无所润养。肾水在下，则为胞中之天癸，在上则为口中之津液。脏燥，则肺金不得津液之润养，故肺主悲伤。欠伸者，明系肾病。如神所凭者，血燥则心不化液，而神无守也。甘麦大枣汤滋肾之阴，从冲任以输水于肾，而肾阴因藉以生，此补阴法也。视此二条，一切滋阴补阳之法，可以贯通。

胎漏，亦分水与血二证。下血者属血热，因其火甚，故逼血妄行，宜四物汤加阿胶、炒栀子、侧柏叶、黄芩。下水者，或如豆汁，下至升许，名曰孤浆，去水太多，则胎干枯，必倚而坠。水即气也，惟其气泄，是以水泄，黄芪、糯米浓煎，补而滋之，茅根、白术、人参、鹿角霜、桑螵蛸、白银，酒水煎服亦佳。

再按：血统于脾而藏于肝，肝主疏漏，故漏血，治以归脾汤加柴胡、山栀、阿胶，于法尤合。水生于肾而制于肺，肺气不纳故漏水。今观肺中虚寒，不能制下，则小便遗溺。可知肺气不纳，所以漏水之理矣。宜用白术、人参、海螵蛸、龙骨、牡蛎、百合、诃子、苎根、白银。

子淋者，小便淋沥，亦分水淋、血淋二者。水淋病在膀胱，胀闭涩滞，宜五淋散加木通、泽泻。血淋者，病在血室，阴中割痛，下滴血点，四物汤加苁蓉、茅根、藕节、条芩、赤芩、草梢。

子悬者，胎气上逼，悬塞心胸，亦分水分、血分二者。水分之病，由于气虚，水泛为痰，壅凑其胎，浊气上逆，脉必沉滑迟弱，六君子汤加枳壳、紫苏、腹毛、川芎、香附治之。血分之病，由于血虚，胎中厥阴肝经相火上僭，举胎上逼。宜小柴胡合四物汤，再加云苓、黄连、黄柏，六味丸加牛膝、麦冬以引之使下，亦高者抑之之义，毋畏牛膝之堕胎也。

又按：子悬之证，有孕七八月，产母血虚，胎无所养，上行求食者，但用下降之药不能治也。宜大补其血，炙甘草汤去桂枝，加怀药、枣仁治之，圣愈汤加白术、云苓、甘草亦治之，甘麦大枣汤皆宜。又当美其饮食，用当、芪、参、山药、白芷、芡实、猪蹄炖服最佳。

子气者，水肿也。胞与膀胱并域而居，胞宫为胎所站，侵逼膀胱，以致膀胱之水不能化行，亦由膀胱之气化先有不足，故能为胎所用，五苓散主之。若是胎火乘肺，化源不清，以致便短水肿者，去桂枝，加知母、麦冬、黄芩、杏仁、防己治之。

子烦者，血虚也。血者心之所主，血足则心不烦。胎既耗血，胎中之火又上与心火相合，火扰其心，是以虚烦不能眠，酸枣仁汤治之，朱砂安神丸亦治之。

子眩者，气分之痰也。其症目眩头晕，皆由胎水上逆为痰之所致。二陈汤加紫苏、枳壳、杏仁、姜汁、竹沥治之。

子痫者，血分之风也。其症忽然昏冒，卒倒无知，手足抽掣，过时则醒，口噤反张，乃孕妇血虚，风邪入肝之所致，法宜补血祛风。四物汤加钩藤、防风、茯神、桑寄生、独活、羚羊角，逍遥散、小柴胡皆可借治。

小便不通者，气不足也。气化则水能出，今小便点滴不通，是胞系下压其溺窍故也。究其所以下压溺窍之故，则因肾气不足，不能举胎而上，此名转胞，宜肾气丸主之。又或胃气不足，不能升提其胎，补中益气汤主之。

大便不通者，血不足也。孕妇之血足则无病，血既不足，则供胎尤未能给，更何能分给诸脏，是以必现口渴、咳逆、发热、大便不通等症。治宜滋生其血，血足则大便自通。四物汤加杏仁、麻仁、苁蓉、菟丝子治之，逍遥散加麻仁、枳壳、厚朴亦治之。

总而论之，胎气不和者，皆是水分之病，调水则气自和。胎火太旺者，皆是血分之病，调血则火自熄。能知水火血气之故，则治胎不难，治失血之证亦不难，即治杂证更无所难。

此书为失血说法，胎气一门，皆连类而及之者。然胎病之发，尤水火血气之显然者，能参透此条，则于水、火、血、气四字，自无隐匿之情。其他胎病，有未备录者，另有胎产之书可查。

# 第六卷　失血兼见诸证

## ～·痨瘵·～

　　痨瘵之证，咯血痰嗽，遗精泄泻，潮热盗汗，瘦削疲倦，梦与鬼交。或梦亡先，喜见人过，常怀忿怨。平旦病减，午后病增，发热心烦，口燥鼻干，脸红唇赤，骨蒸肺痿，咽痛失音。若泻不止，则不治矣。

　　其原得于酒色损伤，以及失血之后，瘀血郁热，化生痨虫，蚀人脏腑之精血，变生诸般怪症。病人死后，虫气传染家人，名曰传尸，又名尸疰，谓其自上注下，见症与前死之人相似故也。

　　辨虫之法，或腹中有块，或脑后两边有小结核，或用乳香熏手背，以帛覆手心，良久手上出毛长寸许。白黄者可治，红者稍难，青黑者死。若熏手无毛，非痨虫证也。又或用真安息香烧烟吸之，不嗽者非传尸，烟入即嗽，真传尸也。

　　痨虫之形，或似蜣螂，或似红丝马尾，或似蛤蟆猬鼠，或似鞠面，或有足无头，或有头无足，或化精血归于元气之内。若传至三人者，其虫灵怪不可治。凡用药治虫，勿令病者知之，恐虫觉悟，难取效也。

　　夫痨虫何由而生哉？木必先腐，而后虫生之。人身亦必先有瘀血，虚热郁蒸，乃生痨虫。虫者，风木之气所化。人身肝主风，木又主藏血，肝脏之血若有瘀积，是犹木之先腐也，于是肝脏之风气郁遏蒸煽，将瘀血化生为虫。

既化为虫，即从虫治之，宜天灵盖散治之。然天灵盖不易得，且不宜用，可用川椒代之，或金蟾丸亦可。余每用干漆、明雄、川椒、楝根皮、白颈蚯蚓、升麻、郁金共为末，白汤五更时服，其虫不吐即下。义固取于杀虫，而尤在干漆、郁金兼治瘀血，以痨虫是瘀血所化，杀虫是治其标，去瘀是治其本也。诸书但言杀虫，而不知虫之所自生，宜乎未得其治也。吾为指出，痨虫是瘀血所化，治瘀血是治其本也。《辨证录》用移尸灭怪汤，治痨虫传尸，方以去瘀为主，故效。

痨虫之生，由瘀血所化，而痨虫既生，蚀人精血，人之正气日以消耗。不治其虚，但杀其虫，病终不能愈也，月华丸主之。义取补虚而去瘀杀虫兼施，其治乃万全之策。鳗鱼肉常食亦佳，或鳗鱼骨、鳖甲、知母、山茱萸、柴胡、当归、青黛、桃枭为丸，人参汤下，亦攻补兼行之术。

又凡湿热积痰皆能生虫，与小儿疳虫无异，用金蟾丸即愈，不比血化之虫灵怪难治也。

既杀虫后，但当滋补其虚。阴虚者十居八九，琼玉膏主之，加黄柏、知母、紫河车更佳。阳虚者十之二三，六君子汤主之。

### ～｡ 咳 嗽 ｡～

杂病咳嗽，另有方书可查，未及备论。兹所论者，虚痨失血之咳嗽也。失血家，十有九咳。所以然者，肺为华盖，肺中常有津液，则肺叶腴润，覆垂向下，将气敛抑，使其气下行。气下则津液随之而降，是以水津四布，水道通调，肝气不逆，肾气不浮，自无咳嗽之病矣。血者火化之阴汁，津者气化之水液，二者本相济相养，水不济火则血伤，血不养气则水竭。水竭则津不润，肺血伤则火来克金。金被火克，不能行其制节，于是在下之气始得逆上。气既逆上，则水津不能随气下布，凝结为痰，在下之水邪，又得随气而升泛为水饮，皆致咳嗽。吾于咳血门已详论之，兹复条列如下，以便查核。

一、肺脏津虚，火气乘之，致成燥咳。气呛痰涩，或带血丝，久成肺痿，清燥救肺汤治之。

二、痰火凝结，咳逆发渴，喉中痰滞者，由于津液不散，阻塞气道。治宜清利其痰，滋养其津，紫菀散主之。

三、水饮冲肺，咳逆倚息不得卧者，由于失血之人，肝经风火太盛，激动其水上冲肺。卧则肺叶张，水饮愈冲，是以不得卧息，葶苈大枣泻肺汤治之。吾每用二陈汤治饮，加苏子、柴胡、白芥子、黄芩、石膏、杏仁、荆芥、薄荷、枇杷叶，风火兼治尤效。此与杂病咳嗽因寒动水者有异。因寒动水，以致水饮冲肺者，宜小青龙及真武汤。血证咳嗽，多是内动风火，激水而上，青龙、真武等又其所忌，医者辨之。

夫虚痨咳嗽，原于火克金，水乘肺，而切究其故，则病皆在于胃。胃为水谷之海，化生津血，血不足则火旺，津不生则肺燥，水气不化，则饮邪上干。治胃火，宜白虎汤加生地、百合、五味子，或玉女煎。治胃痰，宜滚痰丸、指迷茯苓丸，轻者用豁痰丸。治胃中水饮，宜二陈汤加苏子、白芥子、防己、枳壳、杏仁、生姜。若水饮挟火者，加柴胡、黄芩、当归、白芍。

《内经》云：五脏六腑皆有咳嗽，而无不聚于胃，关于肺，上条分肺胃，治已详。兹有一方，可以统治肺胃者，则莫如小柴胡汤。肺火盛加麦冬，心火盛加黄连、当归，肝火盛加当归、胡黄连。黄昏咳嗽，为火浮于肺，加五倍子、五味子以敛之。五更咳嗽，为食积之火，至寅时流入肺经，加莱菔子。痰凝气滞者，加瓜蒌霜、旋覆花、杏仁、桔梗、射干、川贝母。水饮上冲者，加葶苈子、桑白皮、细辛、五味子。有寒，加干姜、云茯苓。若兼外感，发热恶寒，鼻塞头痛而咳嗽者，宜小柴胡汤加荆芥、紫苏、杏仁、薄荷。盖小柴胡能通水津，散郁火，升清降浊，左宜右有，加减合法，则曲尽其妙。

又有瘀血作咳，其症咳逆倚息而不能卧，与水饮冲肺之症相似。盖人身气道，不可有塞滞。内有瘀血，则阻碍气道，不得升降，是以壅而为咳。气壅则水壅，气即是水故也。水壅即为痰饮，痰饮为瘀血所阻，则益冲犯肺经，坐立则肺覆，瘀血亦下坠，其气道尚无大碍，故咳亦不甚。卧则瘀血翻转，更为阻塞，肺叶又张，愈难敛戢，是以倚息不得卧也。

若仍照水饮冲肺，用葶苈大枣汤，是得治饮之法，而未得治瘀之法矣。须知痰水之壅，由瘀血使然，但去瘀血则痰水自消，宜代抵当丸加云茯苓、法半夏，轻则用血府逐瘀汤加葶苈、苏子。

又有咳嗽侧卧一边，翻身则咳益甚者，诸书皆言侧卧一边，乃失血咳嗽不治之证，而不知仍是瘀血为病。盖瘀血偏着一边，以一边气道通，一边气道塞。气道通之半边可以侧卧，气道塞之半边侧卧则更闭塞，是以翻身则愈加咳逆也，宜血府逐瘀汤加杏仁、五味子主之。侧卧左边者，以左边有瘀血，故不得右卧也。右卧则瘀血翻动，愈加壅塞，宜加青皮、鳖甲、莪术以去左边之瘀血。侧卧右边者，以右边有瘀血，故不得左卧也，宜加郁金、桑皮、姜黄以去右边之瘀血。

凡此瘀血咳嗽之证，诸书少言及者，朱丹溪略引其端，亦未申明。吾于临证有悟，不惜大声疾呼者，正欲起死人而肉白骨，岂敢秘而不传哉?

又有冲气咳逆者，以冲脉起于血海，循行而上隶于阳明。血海受伤，则冲脉气逆，上合阳明而为火逆燥咳之证，麦门冬汤主之，玉女煎亦治之。二方皆从阳明以抑冲气之颠，使不逆也。

又有冲气挟肝经相火上乘肺金者，其症目眩口苦，呛咳数十声不止，咳牵小腹作痛，发热颊赤，宜四物汤合左金丸，再加人尿、猪胆汁、牡蛎、五味治之。盖血室为肝之所司，冲脉起于血室，故肝经之火得缘冲气而上，小柴胡汤加五味子、青皮、龙骨、牡蛎、丹皮、地骨皮亦治之，重者加胡黄连。

冲脉本属肝经，然其标在阳明，而其根则在于肾。盖冲脉起胞中，而肾气即寄在胞中，肾中之气上于肺而为呼吸，亦借冲脉之路以上循入肺，是以脐旁冲脉之穴谓之气街。《内经》又明言冲为气街，冲脉之与肾经交合者如是。是以冲脉每挟肾中之虚火，上逆而咳，喘促咽干，两颧发赤，宜猪苓汤加五味子、知母、牛膝、黄柏、熟地、龟板，或麦味地黄汤以安之，三才汤加铁落以镇之，或大补阴丸合磁朱丸加五味以吸冲气，使归于肾，则不咳逆矣。又有胞中之水内动，冲气挟水上逆而咳者，其症上热下寒，龙雷火升，面赤浮肿，头晕咽痛，发热心悸，大便反滑，腰痛遗溺，桂苓甘草五味汤治之，肾气丸亦治之。参看吐血咳血门更详。

咳嗽之病，其标在肺，其本在肾。血家咳嗽，尤多生于肾虚。肾者，气之根也。肾经阴虚则阳无所附，气不归根，故浮喘咳逆，宜三才汤加五味子、沉香。陈修园用二加龙骨牡蛎汤加阿胶、麦冬、五味子。其附子须少用，只作引导耳。余每用知柏地黄汤少加五味子、肉桂以为报使，常服都气丸亦佳。又有肾经阳虚不能化水，腰痛便短，气喘咳逆者，肾气丸加五味治之。更有肾水泛上，脾土不制，而为水饮咳嗽者，乃属五饮杂病，非失血家应有之证，自有各书可查，兹不赘及。

## 发　热

吐血家脉静身凉，不药可愈，以阴虽亏而阳犹不亢，阴与阳尚得其和，故易愈也。或身有微热，皮毛似汗，此为阳来求阴，水来就血，亦可自愈。所谓发热者，与身有微热不同。

失血家阳气郁于血分之中，则身热郁冒，但头汗出。身热者，火闭于内而不得达于外故也。但头汗出者，火性炎上，外有所束，则火不能四达，故愈炎上而头汗也。治法宜解其郁，使遍身微汗，则气达于外，而阳不乘阴，热止血亦治矣。此如盛暑遏热，得雨而解，小柴胡汤主之。

又有瘀血发热者，瘀血在肌肉，则翕翕发热，证象白虎，口渴心烦，肢体刺痛。宜当归补血汤合甲己化土汤，加桃仁、红花、柴胡、防风、知母、石膏，血府逐瘀汤亦治之。

瘀血在肌腠则寒热往来，以肌腠为半表半里，内阴外阳，互相胜复也。宜小柴胡汤加当归、白芍、丹皮、桃仁、荆芥、红花治之，桃奴散加黄芩、柴胡亦治之。

瘀血在腑，则血室主之，症见日晡潮热，昼日明了，暮则谵语。以冲为血海，其脉隶于阳明，故有阳明燥热之证。桃仁承气汤治之，小柴胡汤加桃仁、丹皮、白芍亦治之。

瘀血在脏，则肝主之，以肝司血故也。症见骨蒸痨热，手足心烧，眼目青黑，毛发摧折，世以为难治之证，而不知瘀血在肝脏使然，宜柴胡清骨散加桃奴、琥珀、干漆、丹皮治之。

以上所论，皆属血家发热之实证也。又有发热之虚证，分血虚、水虚两类，另条如下：

血虚者，发热汗出，以血不配气，则气盛而外泄也。或夜则发热，以夜主血分故也。或寅卯时即发热，以寅卯属少阳，肝血既虚，则少阳之相火当寅卯旺时而发热，地骨皮散加柴胡、青蒿、胡黄连、云茯苓、甘草治之。又或胞中之火，因血不足，上合阳明燥气，日晡潮热者，犀角地黄汤治之。

水虚者，水为气之所化，水津不足则气热，皮毛枯燥，口咽生疮，遗精淋秘，午后发热。大补阴丸以补水济火，或清燥救肺汤，从肺胃以生水津，水足以濡血，则阳气不亢，燥热自除。五蒸汤亦统治之。

复有阴虚于内、阳浮于外而发热者，须大补其阴，而复纳其阳。故产后发热用四物汤加黑姜，失血发热亦可用之。火重者，再加芩、连。若肾阴不足，真阳外浮，发热喘促者，是为阴不恋阳，阳不入阴，宜从阴引阳，用二加龙骨汤加五味子、麦门冬、阿胶，或三才汤加盐炒肉桂少许、桑叶、云苓、白芍、虫草、山茱萸、牛膝、五味子、知母、沉香、龟板。

此外又有食积发热者，手足心腹热，胸满哕呃，大便不调，日晡及夜发烦，宜枳壳、厚朴、大黄消去之，则不壅热矣。勿谓虚人无实证也。

## 厥 冷

杂病四肢厥冷，为脾肾阳虚不能达于四末，四逆汤主之。

若失血之人而亦间有发厥者，则多是热邪内陷，伏匿在里，外见假寒，身如冷水，目昏神暗，脉伏不见，或冷一阵，反而发热，或厥数日，反发热数日。

其厥多热少者，是阳极似阴，热之至也。厥少热深者，是伏热犹得发泄，热尚浅也。此即《伤寒论·厥阴篇》所谓热深厥亦深，热微厥亦微是矣。盖厥阴肝经内寄胆火，病则火伏阴中而为厥，火出阳分则反热。发热固是火甚，发厥则火伏于内而更盛矣。先宜治其伏火，使火得发，转厥为热，次乃更清其热，斯可愈耳。若误认为杂病发厥而用热药，是促其命也。

其辨法：杂病之厥，吐利不止，脉脱气微，有寒无热。伏火之厥，则厥后微露热形，口不和，便不溏，小便不清，心中疼热，烦躁不宁，恶明喜暗，渴欲得饮，吐衄随厥而发，皆现真热假寒之象。

先以清化汤合升降散攻其伏热，或当归芦荟丸攻之，次以五蒸汤清之。厥止热不退者，再用大补阴丸、地黄汤以滋阴。

发厥之证，又有寒闭于外而火不得发者，用仲景四逆散加荆芥、老连、枯芩。审其阳陷于内而不出者，白头翁汤以清达之，升阳散火汤以温发之，二方酌宜而行。

血家发热，固多是真热假寒，然亦有真寒者。去血太多，气随血泄，以致中气去而不旺，元气损而不足，四肢厥冷，不思饮食，大便溏泻。此乃虚则生寒之证，法宜温补，十全大补汤、参附汤、养荣汤，随宜用之。

### ༄·寒　热·༄

发热恶寒，多是外感伤其荣卫，伤荣则寒，伤卫则热，平

中医临床实用经典丛书（大字版）

血证论

人治法，须用麻、桂发散。失血皆阴血大亏，不可再汗，以耗其气分之水液，只可用小柴胡汤加荆芥、防风、紫苏、杏仁、薄荷、前胡、葛根等以和散之，免犯仲景血家忌汗之戒也。

若不关外感，系本身荣卫不和，发为寒热，似疟非疟者，不可作疟治之，只用小柴胡，或逍遥散，和其荣卫而愈。

又有瘀血作寒热者，其身必有刺痛之处，血府逐瘀汤治之。此与杂病寒热有异，医者须知。

## 出　汗

汗者，气分之水也。血虚则气热，故蒸发其水，而出为汗。但头汗出，身不得汗者，乃阳气内郁，冒于上而为汗，以小柴胡汤解其郁，则通身得汗而愈。蒸蒸汗出者，乃血虚气盛，沸溢为汗，宜用白虎汤加当归、蒲黄、虫蜕治之。手足濈濈汗出者，以胃中或有瘀血食积，四肢为中州之应，火热中结，故应手足汗出也，宜玉烛散加枳壳、厚朴以攻之，结去而汗自止矣。睡中盗汗者，睡则气归血分，血不足则气无所归，故气泄而汗出，宜当归六黄汤治之，或地骨皮散加枣仁、知母、茯苓、五味子、黄芪、黄柏。

以上所论，皆失血家阴血内虚，阳气遏发之病。亦有阴阳两虚，自汗盗汗者，宜归脾汤加麦冬、五味子，或当归六黄汤加附子。

又有大汗亡阳者，在杂病，亡阳则单属阳虚，失血家大汗亡阳，则兼是阴虚阳无所附，非大剂参附汤不能回阳，继用独参汤养之而愈。

此论血家出汗，与杂证出汗有别。参看汗血发热门更详。

# 发　渴

血虚则发渴，有瘀血则发渴，水虚亦发渴。

血虚发渴者，血为阴，气为阳，血少则气多，阳亢无阴汁以濡之，故欲饮水也。法宜补血，血足则气不热矣。圣愈汤加天冬、花粉治之，或当归补血汤加花粉、苎麻根、玉竹、麦冬。

瘀血发渴者，以津液之生，其根出于肾水。水与血交会转运，皆在胞中。胞中有瘀血，则气为血阻不得上升，水津因不能随气上布。但去下焦之瘀，则水津上布而渴自止。小柴胡加丹皮、桃仁治之，血府逐瘀汤亦治之。挟热蓄血者，桃仁承气汤治之。夹寒瘀滞者，温经汤治之。

水虚发渴者，以肺胃之水津不足，是以引水自救。水津虽由水谷所化，而其气实发源于肾中。肾中天癸之水，至于胞中，循气街，随呼吸而上于肺部，肺金司之，布达其气，是以水津四布，口舌胃咽，皆有津液而不渴也。

若肾中之水不足，则不能升达上焦，是以渴欲引水。宜启下焦之阴，以滋津液，地黄汤加人参、麦冬、诃子，或左归饮加儿茶、人参、玉竹，三才汤加知母治之。

夫水津虽生于肾，而实布于肺。又有肾中之水津本足，而肺金郁滞不能散布，以致水结为痰，咽干口渴，宜小柴胡汤通上焦之滞，使肺气通调，则水津四布矣。

又曰：津液虽生于肾，布于肺，而实赖胃中之水谷以滋其化源。胃中燥结，则津不生，三一承气汤治之；胃中蕴热则津不生，玉泉散治之；胃经肌热，则津液被灼，人参白虎汤治

中医临床实用经典丛书（大字版）

血证论

之；胃中虚热，则津不生，麦冬养荣汤治之。

上分三条，皆失血多有之证，与杂病消渴，水停不化，津气不升者不同，参看可也。水停不化，当用五苓、真武等汤。

## 心 烦

烦者，心不安也。心为火脏，化生血液，转赖血液以养其火，故心字篆文即是倒火，火降则心宁也。失血家亡血过多，心火失其滋养，故多发烦。火太甚者，舌上黑苔，夜不能寐，黄连阿胶汤主之。心中懊恼者，以火不得宣，故郁而不乐也，宜栀子豉汤加连翘、桔梗、大力、生地、远志、老连、草梢治之。

若火不甚而血太虚者，心中了戾不得，是为虚烦，归脾汤加朱砂、麦冬、炒栀子治之，逍遥散加龙骨、枣仁亦治之。仲景酸枣仁汤尤为治烦要药。

若烦而兼躁，手足妄动，此为虚中夹实，内有燥屎，必见二便不调、发热口渴、脉数有力等症。在伤寒为承气证，在失血家须兼顾其虚，宜玉烛散，或用玉女煎加元明粉。烦躁之极，循衣摸床，小便利者，阴尚未尽，尤可救一二；小便不利，死不治矣。此与阴躁不同，阴躁不烦而但躁，且必现阴寒可据之证，须细辨之。

又有产后血虚，心烦短气者，虽同是心烦，然产血下行，气多虚脱，其血之虚皆由于气虚，故心烦而必兼短气，宜归脾汤、当归补血汤、养荣汤等以补气者生血，而心烦自愈。

至吐血家，则其气上逆多是气实血虚，症见心烦，尤血不养心之甚者也。若再补其气，则气益甚而血益虚，心愈不得其安矣。治宜补血清火，朱砂安神丸治之。须参看卧寐、怔忡、惊悸门。

## 卧　寐 附梦寐

卧者，身着席，头就枕之谓也。寐者，神返舍，息归根之谓也。不得卧寐之证，杂病尤少，失血家往往有之。

不得卧有二证：一是胃病，一是肺病。

胃病不得卧者，阴虚则邪并于阳，烦躁不卧，此与《伤寒论·阳明篇》微热喘冒不得卧者，为胃有燥屎之义同，三一承气汤治之。若无燥结，但系烦热者，竹叶石膏汤、白虎汤治之。兼理血分，则宜用玉烛散、玉女煎。又有胃中宿食，胀闷不得卧者，越鞠丸加山楂、麦芽、莱菔子。盖阳明主合，和其胃气，使得还其主合之令，斯能卧矣。

肺病不得卧者，肺为华盖，立则叶垂，卧则叶张。水饮冲肺，面目浮肿，咳逆倚息，卧则肺叶举而气益上，故咳而不得卧，葶苈大枣泻肺汤攻去其水，则得卧矣。或二陈汤加干姜、细辛、五味子，温利水饮亦可。

若是火逆之气挟痰上冲者，则又宜水火兼泻。痰甚者，消化丸主之。火甚者，滚痰丸主之。平剂则宜二陈汤加柴胡、瓜蒌、黄芩、旋覆花、杏仁、姜汁、竹沥，保和汤亦治之。

若无痰饮，但是火气上冲者，其人昼日不咳，卧则咳逆，气不得息，乃肺痿叶焦，卧则肺叶翘举，气随上冲，咳呛不已，宜清燥救肺汤加生地黄、栝楼根、百合、五味子以敛之，再加钟乳石以镇降之。

且肺之津生于肾中，如肾水不能上济上焦，冲气逆上，咳不得卧者，当从肾治之，六味丸加参麦散，再加牛膝以引气下行，加磁石以吸金气，使归于根。

　　不寐之证有二：一是心病，一是肝病。

　　心病不寐者，心藏神，血虚火妄动则神不安，烦而不寐，仲景黄连阿胶汤主之。阴虚痰扰，神不安者，猪苓汤治之。一清火，一利水。盖以心神不安，非痰即火。余每用朱砂安神丸加茯苓、琥珀，或用天王补心丹。

　　肝病不寐者，肝藏魂，人寤则魂游于目，寐则魂返于肝。若阳浮于外，魂不入肝则不寐。其证并不烦躁，清睡而不得寐，宜敛其阳魂，使入于肝，二加龙骨汤加五味子、枣仁、阿胶治之。又或肝经有痰，扰其魂而不得寐者，温胆汤加枣仁治之。肝经有火，多梦难寐者，酸枣仁汤治之，或滑氏补肝散去独活加巴戟，四物汤加法夏、枣仁、虫草、龙骨、夜合皮亦佳。

　　又按：魂虽藏于肝，而昼游于目，目在面部，乃肺胃之所司，肺胃之气扰而不静，亦能格魂于外，使不得返也。宜生地黄、百合、麦冬、知母、枳壳、五味子、白芍、甘草、枣仁、天花粉、茯苓治之，人参清肺汤亦治之。又有虚悸恐怖不寐之症，仁熟散治之。思虑终夜不寐者，归脾汤加五味治之。须参看怔忡烦悸门。

　　又有昏沉多睡之证，在杂病为邪入阴分，在失血虚痨，乃血脱之后，元气不支，是以昏睡。如汗出气喘，危急之候也，参附汤救之。寤属阳，故不寤为阳虚，人参养荣汤亦治之。若身体沉重，倦怠嗜卧者，乃脾经有湿，平胃散加猪苓、泽泻治之，六君子汤加防己、薏苡仁，补中益气汤亦治之。此论多睡，多是阳虚。然亦有胆经火甚而多昏睡者，龙胆泻肝汤治之。

梦乃魂魄役物，恍有所见之故也。魂为病，则梦女子、花草、神仙、欢喜之事，酸枣仁汤治之。魄为病，则梦惊怪、鬼物、争斗之事，人参清肺汤加琥珀治之。梦中所见即是魂魄，魂善魄恶，故魂梦多善，魄梦多恶。然魂魄之所主者，神也。故安神为治梦要诀，益气安神汤治之。又有痨虫生梦，照痨虫法治之。又有梦而遗精，详遗精门。

再按：睡而恶明喜暗者，火邪也。侧卧不得转身者，少阳之枢机不利也。侧卧一边者，详咳嗽门。

## 喘　息

人不喘息，则气平静，血何由随之吐出哉？故失血家，未有不喘息者，有实喘，有虚喘。

实喘之证有二：一是郁闭，一是奔迫。

郁闭者，气不达于外而壅郁于内也。失血家阳来乘阴，此证为多。伤寒喘息者，用麻、桂发之。血家忌汗，又忌升发以动其血，与伤寒开郁闭之法不同，宜小柴胡汤加杏仁，以转枢外达，使腠理通，荣卫和，斯达气于外，不壅于内而为喘矣。如果有外感闭束，不得不疏解者，宜香苏饮加杏仁、枯芩、甘草，或千金麦门冬汤，借麻黄以解外，而兼用清里之药，不致过汗亡阴，乃为调剂得宜。

奔迫者，上气喘息，由于气盛于下而逆于上，失血家火盛逼血，往往其气粗贲，宜大泻其火，火平则气平，用厚朴、枳实、大黄，使地道通，气下泻，则不上逆矣。若内有瘀血，气

中医临床实用经典丛书（大字版）　血证论

道阻塞，不得升降而喘者，亦宜上三味，加当归、白芍、桃仁、丹皮治之。若是痰气阻塞者，清化丸主之。若小便闭者，下窍塞，故上窍壅也，宜五淋散加防己、枳壳、杏仁、桑白皮、葶苈子。

虚喘亦有二证：一是肺虚，一是肾虚。

肺虚作喘者，以肺居上焦，制节五脏，开窍于鼻，以通外气，以敛内气。血虚则火盛津伤，肺叶痿而不下垂，故气不得降，喘息鼻张，甚则鼻敞若无关阑，乃肺痿之重症也。生津补肺，宜清燥救肺汤。兼治郁火痰滞者，宜保和汤或太平丸。吾谓肺叶下坠，宜兼用镇敛之法，三才汤合生脉散，再加百合、五倍子、白及、花粉、杏仁、川贝母、钟乳石治之。又有喘息由于鼻塞不通者，以肺中之火郁闭鼻管，故气并于口而为喘也。太平丸加麝香，即是上通鼻窍之妙药。与伤寒鼻塞有异，毋误治也。

肾虚喘息者，以气之根原于肾。失血家火甚水枯，不能化气，是以气短而喘，咳逆喘息，颊赤咽干，宜大补阴丸加牛膝、五味以潜降之。若是阴虚，阳无所附，气不归根者，地黄汤合生脉散，加磁石、牛膝、沉香以滋纳之。若小水不化，兼腰痛者，乃是肾中之阳不能化气，宜肾气丸治之，参附汤加五味、茯苓亦可。

上系肺肾分治之法，如欲兼而治之，即从诸方化裁可也。此外如苏子降气汤、四磨汤，皆肺肾兼治，但未能照顾血证，用者加须知减。

又曰：中宫虚则气少，人参主之。中宫实则气粗，大黄主之。

## 呃 哕

久病闻呃为胃绝，须审脉证断之，不得但据呃逆，遂断其死也。失血家气不顺利，多有呃逆。

新病形实者，为伏热攻发，火性炎上，气逆而呃。清热导气，宜三物汤，或柴胡梅连散加枳壳、槟榔。若膈间有痰闭滞者，宜滚痰丸、指迷茯苓丸。又有瘀血阻滞而发呃者，必见刺痛逆满之症，大柴胡汤加桃仁、丹皮、苏木治之，血府逐瘀汤亦治之。

若久病发呃，形虚气弱者，为胃中空虚，客气动膈。所谓客，即痰、火、气也。治痰气宜旋覆代赭石汤或二陈汤加丁香、枳壳。治火气宜玉女煎加旋覆花、赭石、柿蒂，或用梅连散加柿蒂、枳壳、五味子。俗治呃逆但用丁香、柿蒂，丁香性温降痰，柿蒂性寒清火，二物骑墙之见，故多不效，须分寒热用之。

哕者，吐气也。血家气盛，此症最多。其治法与呃逆同。惟有伤食，胃中壅塞而发哕者，宜越鞠丸加旋覆花、枳壳、莱菔子。

以上皆治胃之法。而心气不舒，亦有发呃哕者，常见人有抑郁，心气不畅，则胸中喉间常如有物哽塞，时发哕呃，不得快利，治法当清其心，调其气，宜二陈汤加黄连、连翘、牛蒡子、桔梗、瓜蒌霜、当归、川贝母治之。余详痰饮门。

## 痰 饮

痰饮之证，已详于咳血、咯血、咳嗽诸条。兹因失血诸人无不兼痰饮者，故更言之，不惮烦复。

痰饮者，水之所聚也。人身饮食之水，由口入，由膀胱出，肺气布散之，脾气渗利之，肾气蒸化之，是以泻而不留也。此水不留，则无饮邪矣。人身津液之水，生于肾中，寄居胞室，随气而上，布于肺经，是为津液。津液散布，则不凝结而为痰矣。

上焦血虚火盛，则炼结津液，凝聚成痰。肺为之枯，咳逆发热，稠黏滞塞，此由血虚不能养心，则心火亢甚，克制肺金，津液不得散布，因凝结而为痰也，豁痰丸治之，二陈汤加黄连、黄芩、柴胡、瓜蒌霜亦治之。玉女煎加茯苓、白前、旋覆花或保和丸以滋肺。胃为燥土，燥气甚则津结为痰，指迷茯苓丸主之；顽痰壅塞者，滚痰丸治之。

痰黏喉中哽塞不下者，名梅核气证，仲景用七气汤理气除痰。血家病此，多兼郁火，宜指迷茯苓丸加甘草、桔梗、紫苏、香附子、旋覆花、薄荷、射干、瓜蒌霜、牛蒡子。

余按：咽中乃少阴脉所绕，心经火甚，往往结聚成痰，发为梅核。宜甘桔汤加射干、山栀子、茯神、连翘、薄荷，再用生半夏一大枚切片，醋煮三沸，去半夏，入麝香少许，冲前药服。又冲脉亦挟咽中，若是冲气上逆，壅于咽中而为梅核，必见颊赤、气喘等症。审其挟水饮而上者，桂苓甘草五味汤治之；审其挟痰火而上者，猪苓汤加梅粉、瓜蒌霜、旋覆花治之。

夫痰为津液所凝，而津液之生原于肾。下焦血虚气热，津液不升，火沸为痰，猪苓汤、地黄汤加川贝母、五味子、麦冬、旋覆花、款冬花、海粉、牛膝、白前、龙骨、牡蛎、黄柏、知母等药。

饮由水气停蓄，其责在于膀胱。若膀胱之水因寒上泛，胸腹漉漉有声，喉中潮响，咳嗽哮吼等，此为土不治水，肺受其殃，通用二陈汤治之，六君子汤、真武汤、小青龙汤治之。

按：失血之人，由于阴虚火旺，少病寒饮者，即或咳吐涎水。审其脉滑数，心烦热者，仍是火盛水溢。火逆之至，是以水逆之甚也。其治法清水泻火，兼而行之，宜葶苈大枣泻肺汤、消化丸及二陈汤加芩、连、柴胡、白前根。参看咳嗽诸条乃详。

## 痞 满 附积聚 癥瘕

心下为阳明之部分，乃心火宣布其化之地。君火之气，化血下行，随冲脉以藏于肝，即从心下而起。肾水之阳，化气上行，随冲脉以交于肺，由肺散布以达肌肤，亦从心下而出。盖此地为阳明中土，乃水火血气上下往来之都会也。火降血下，气升水布，则此地廓然。

设若火不降，则血不下而滞于此矣。设若气不布，则水不散而结于此矣。观《伤寒论》治心下痞满之证，用泻心汤以泻火，用十枣汤以泻水，甘草泻心汤、生姜泻心汤水火兼泻。五苓散解水结，柴胡汤解火结，可知此地须水升火降，斯为既济之形。设上火下水，阻于中宫，遂成天地否象，故名曰痞。血家火浮于上，与水不交，往往见痞满之象。

审系火气不得下降者，泻心汤治之，或加生附子以开其痞。审系膀胱水中之阳，逆于心下不得外出者，以小柴胡汤转其枢机，而水火皆通达矣。如水火交结，轻者为结胸，小陷胸汤主之；重者为陷胸，大陷胸汤主之。若单是水气结聚者，二

中医临床实用经典丛书（大字版） 血证论

118

陈汤、枳术丸治之。

今医但知停食痞满，而不知痞满之证不一而足，此外尚有胸痹等症，皆未论列。兹所论者，乃失血家间有之证也。凡遇以上诸症，再能酌加当归、地黄、川芎、赤芍、丹皮等，以照顾血证，斯为面面俱到。

又有积聚之证，或横亘心下，或盘踞腹中，此非凝痰，即是裹里血，通以化滞丸主之。凝痰用清茶送下，裹血用醋酒送下，无论脐上脐下，左右兼治。又凡在脐下多是血积，抵当丸治之。

又有癥瘕见于脐下，或见或没为瘕，常见不没为癥。癥宜膈下逐瘀汤、抵当丸，瘕宜橘核丸。

按：痞满者，胸膈间病。积聚者，大腹之病。癥瘕者，下焦之病。统以真人化铁汤加吴萸治之，统以逍遥散和之。另详瘀血门。

## 肿 胀

肿胀者，水病也，气病也。失血家往往水肿、气肿，抑又何哉？盖以血之与气，水之与火，互相倚伏，是二是一。吾于水火血气论及调经、去痰诸条已言之。兹复不惮烦劳曰：气即水也，血中有气即有水，故肌肉中有汗，口鼻中有津，胞中有水，是水与血原并行不悖。失血家，其血既病，则亦累及于水。水蓄胞中，则为尿结；水淫脾胃，则为胀满；水浸皮肤，则为水肿。

治法：皮肤水肿者，宜从肺治之，以肺主皮毛故也。肺为水之上源，肺气行则水行，宜泻白散加杏仁、桔梗、紫苏、茯苓，五皮饮亦治之。大腹胀满者，宜从脾治之，补土利水，则水行而土敦，胃苓汤主之，六君子汤加苡仁、防己亦主之。胞中水结，小腹胀满者，五苓散治之，猪苓汤亦治之。诸水又皆肾之所主，肾气化，则上下内外之水俱化，宜六味地黄丸。

以上所举之方皆平剂也。医者又须审别阴阳，随加寒热之品，乃能奏效。审其口渴溺赤，喜凉脉数者，为阳水，则知、柏、芩、连、山栀、石膏、天冬、麦冬可加入。审其口和溺清，喜热脉濡，为阴水，则桂、附、干姜、吴萸、细辛可加入。失血家阳水居多，阴水最少，医者须临时细审。

又有瘀血流注亦发肿胀者，乃血变成水之证。此如女子胞水之变血，男子胞血之变精，疮科血积之变脓也。血既变水，即从水治之。宜照上所举诸方分寒热加减，再加琥珀、三七、当归、川芎、桃奴、蒲黄，以兼理其血，斯水与血源流俱治矣。古称妇人错经而肿者，为水化为血，名曰水分。经水闭绝而肿者，为血化为水，名曰血分。其实治法，总宜从水治之，方证加减，举不外此也。观于妇人水分、血分之说，则知血家所以多肿胀者，亦是水分、血分之病也。此与杂证水肿有别，勿妄用舟车丸及消水圣愈汤等。另详血臌门。

## 怔　忡

俗名心跳。心为火脏，无血以养之则火气冲动，是以心跳，安神丸清之，归脾汤加麦冬、五味子以补之。凡思虑过度及失血家去血过多者，乃有此虚证，否则多挟痰瘀，宜细辨之。

心中有痰者，痰入心中，阻其心气，是以心跳动不安。宜指迷茯苓丸加远志、菖蒲、黄连、川贝母、枣仁、当归治之，朱砂安神丸加龙骨、远志、金箔、牛黄、麝香治之。

又有胃火强梁，上攻于心而跳跃者，其心下如筑墙然，听之有声，以手按其心下，复有气来抵拒，此为心下有动气。治宜大泻心胃之火，火平则气平也，泻心汤主之，或玉女煎加枳壳、厚朴、代赭石、旋覆花以降之，再加郁金、莪术以攻之，使血、气、火三者皆平，自不强梁矣。

## 惊 悸

悸者，惧怯之谓。心为君火，君火宣明则不忧不惧，何悸之有？心火不足则气虚而悸；血不养心则神浮而悸。仲景建中汤治心气虚悸，炙甘草汤治心血不足而悸。今则以养荣汤代建中，以归脾汤代炙甘草，一治气虚，一治血虚。又有饮邪上干，水气凌心，火畏水克而悸者，苓桂术甘汤治之。失血家多是气血虚悸，水气凌心者绝少。又曰：正虚者，邪必凑之。凡是怔忡惊悸，健忘恍惚，一切多是痰火沃心，扰其神明所致，统用金箔镇心丸主之。

惊者，猝然恐惕之谓。肝与胆连，司相火。君火虚则悸，相火虚则惊。盖人之胆壮则不惊，胆气不壮，故发惊惕，桂枝龙骨牡蛎甘草汤治之。恐畏不敢独卧者，虚之甚也，仁熟散治之。又凡胆经有痰，则胆火上越，此胆气不得内守，所以惊也，温胆汤加龙骨、牛黄、枣仁、琥珀、柴胡、白芍治之。复有阳明火盛，恶闻人声，闻木音则惊者，此《内经》所谓气并于阳，故发惊狂者也。乃肝胆木火脾土，法宜大泻阳明之火，大柴胡汤治之，当归芦荟丸亦治之。血家病惊，多是阳明火盛，病虚惊者亦复不少。用以上诸方须兼顾血证，以尽其化裁，勿执桂甘龙牡等汤不知宜忌也。

## ∽· 健 忘 ·∽

健忘者，适然而忘其事，尽心力思量不来。凡所言行，往往不知首尾，病主心脾二经。盖心之官主思，脾之官亦主思。此由思虑过多，心血耗散而神不守舍，脾气衰惫而意不强，二者皆令人猝然忘事也。治法必先养其心血，理其脾气，以凝神定志之剂补之。亦当处以幽闲之地，使绝其思虑，则日渐以安也。归脾汤主之。

若心经火旺者，是火邪扰其心神，治宜清火宁心，天王补心丹治之。亦有痰诞留于心包，沃塞心窍，以致精神恍惚，凡事多不记忆者，宜温胆汤合金箔镇心丸治之，朱砂安神丸加龙骨、远志、菖蒲、茯神、炒黄丹亦治之。失血家心脾血虚，每易动痰生火，健忘之证尤多。又凡心有瘀血，亦令健忘。《内经》所谓血在下如狂，血在上喜忘是也。夫人之所以不忘者，神清故也。神为何物，即心中数点血液湛然朗润，故能照物以为明。血在上，则浊蔽而不明矣。凡失血家猝得健忘者，每有瘀血，血府逐瘀汤加郁金、菖蒲，或朱砂安神丸加桃仁、丹皮、郁金、远志。

## ∽· 恍 惚 附癫狂 见鬼 ·∽

大病伤寒之后，欲食不食，欲卧不卧，欲行不行，精神恍惚，若有鬼神附其体中者，名曰百合病。谓百脉一宗，合致其病。肺主百脉，肺魄不宁，故病如此。诸多恍惚，未尽名状，必见溺赤脉数之症，乃肺金受克之验也。仲景用生地、百合、滑石治之，此专言杂病余邪为患者也。失血家阴脉受伤，凡是恍惚不宁，皆百合病之类，总宜清金定魄为主，清燥救肺汤加百合、茯神、琥珀、滑石、生地、金箔治之，地魄汤亦治之，或琼玉膏加龙骨、羚羊角、百合，或人参清肺汤加百合、滑石。

大凡夜梦不宁者，魂不安也。魂为阳，夜则魂藏而不用，魂不能藏，故夜梦寐不宁。寤时恍惚者，魄不安也。魄为阴，寤时而阴气不足，故恍惚不定。治魂以肝为主，治魄以肺为主，二者对勘自明。然恍惚、惊悸、惑乱、怔忡、癫狂，皆是神不清明之证。人身有魂魄，而所以主是魂魄者，则神也。故凡诸证，总以安神为主，安神丸、金箔镇心丸治之。

语言错乱为癫，多由丧心失魄、痰迷心窍所致，统以金箔镇心丸治之。怒骂飞走为狂，由于心火逼迫，心神迷乱，四肢躁扰，滚痰丸治之。

见鬼者，癫狂之类也。阳明病，胃有燥屎，则目中见鬼，宜三一承气汤下之。失血家瘀血在内，亦谵语见鬼，以其同为实邪，故俱能扰目之明也，桃仁承气汤治之。

### ∽·҈ 晕 痛 ·∽

伤寒杂病头晕痛者，风寒也。血家晕痛则多是痰火，误用发散药，鲜不增剧。

痰气上攻，头目沉重昏花，兀兀欲吐，首如裹物，右手脉实，阴雨增痛，是痰候也。二陈汤加防风、川芎、黄芩、薄荷、细辛、石膏治之。病重者，消化丹治之。

火逆晕痛者，烦渴引饮，见火增剧，掉头更痛，口苦嗌干，溺赤便闭，左手脉数，是火症也，大柴胡汤治之，当归芦荟丸亦治之。轻则小柴胡汤加菊花。

以上所论皆晕痛之实证。又有晕痛之虚证，须分晕与痛之两门，而后施治有别也。

肝虚则头晕，《内经》云：诸风掉眩，皆属于肝。肝血不足则生风，风主动，故掉眩。失血之人，血虚生风者多，逍遥散加川芎、青葙子、夏枯草治之。或但滋肝脏，以为息风之本，左归饮加牛膝、巴戟天、杭菊花、细辛、枸杞。

肾虚则头痛，《内经》所谓头痛巅疾，下虚上实，过在少阴是也。六味地黄丸加细辛、葱白、麝香治之。若是肾厥头痛，乃肾中浊阴上逆于头，上实下虚，手足厥冷，宜肾气丸加细辛、葱白。此证之痛，连齿入脑，与寻常微痛者不同。血家头痛，似此者少，宜用六味丸者多。

又曰：头晕、痛虽是两病，失血之人，往往兼见二症。由于血虚，则风动而晕，火动而痛。吾谓不分晕、痛，亦不分治肝治肾，总以四物汤加元参、枸杞、肉苁蓉、玉竹、天麻、细辛、知母、黄柏、山茱萸、牛膝。

## ∽◦ 眼　目 ◦∾

附目黄　出火　见鬼　昏花　目珠红

眼为肝窍，又阳明脉络所绕，故其为病，皆肝胃两经

中医临床实用经典丛书（大字版）

血证论

之咎。

眼珠黄者，在胃经属湿热，甚则通身皆黄，小便必然不利，宜五苓散加茵陈、栀子、秦皮、黄柏、知母治之。在肝经是瘀热，仲景云：衄家目黄者，衄未止，是血中有热故也。凡是血热者，其目多黄，四物汤加柴胡、黄芩、丹皮、苏木、茵陈、红花治之。目珠红亦是瘀血，治与上同。

目中出火者，一是胃火亢甚，必兼口渴身热等症，犀角地黄汤加石膏、天花粉、金银花、枳壳治之。一是肝火外越，必兼口苦耳鸣等症，当归芦荟丸治之。

目中见鬼者，一是胃有燥屎，目神昏花，三一承气汤治之。一是肝经血室蓄有瘀热，夜则谵语，大柴胡汤加桃仁、牡丹皮治之。

目运者，肝之风火也，观羊角风可悟，宜小柴胡汤加当归、白芍、防风、菊花治之。眼花者，肾之阴虚，瞳神属肾，客热犯之，时见黑花，或成五色，宜地黄汤加枸杞、朱砂、磁石、肉苁蓉、石决明、元参、知母、细辛治之。

又有阳虚，血大吐后，目光散大，不能见者，必小便多也，宜肾气丸。

以上所举，皆血家间有之病，其余目疾，非血家兼有者，不赘。

## 耳 病

陈修园曰：肾开窍于耳，而肾脉却不上头，肾与心交，假道于心腑小肠之脉，以入耳中，名曰听宫，为司听之神所居，其形如珠，皮膜包裹真水。若真水破而耳立聋，有为大声所震而聋者，皮膜破也。

或聋，或不聋者，心肾不交也，宜磁朱丸以交心肾。

有先耳鸣而后聋者，肾虚不能闭藏，阴气窒塞于阳窍也，宜六味丸去丹皮，加磁石、五味、龟板，令阴气自盛于本宫，不触于阳窍而愈。

若外感暴聋，总不外少阳一经。足少阳胆脉绕耳轮，手少阳三焦脉入于耳，邪气壅塞，听宫为其所掩，宜逍遥散去白术，加黄芩、半夏、生姜、竹黄、羚羊角、玉竹治之。风火交煽，宜防风通圣散。肝火炽甚，宜当归芦荟丸。尺脉弱者，宜桂附地黄丸。尺脉数者，宜大补阴丸，俱加磁石、菖蒲、肉苁蓉。神而明之，存乎其人，非笔楮所能尽。

按：上陈修园说最明。但又有久病之人以及产妇，中宫大虚，不能堵塞肝肾之气，以致虚火上冲而发耳鸣者，虽系胆与肾中之火，却要填补脾胃，以堵塞之。归脾汤加柴胡、山栀子、鱼鳔、莲子、五味治之，四君汤加莲米、芡实、薏苡仁、黄精、白芍、怀山药亦治之。

## ～∘ 口 舌 ∘～

五脏六腑皆秉气于胃，五脏六腑之气亦皆发见于胃。口者，胃之门户，故五脏六腑之气皆见于此。

口苦是胆热，小柴胡汤加黄连治之。

口甘是脾热，甲己化土汤加天花粉、茵陈蒿、炒栀子、茯苓、枳壳、厚朴、黄芩、石膏治之。

口酸是湿热，观炎天羹肉过夜则酸，便知酸是湿热所化，葛根黄连黄芩汤加防己、茵陈、木通、滑石、花粉、云苓治

中医临床实用经典丛书（大字版）血证论

之，或苍术、黄柏、黄连、吴茱萸亦治之。

口咸是脾湿，润下作咸，脾不化水，故咸也。二陈汤加旋覆花、藿香、白芍、檀香、吴茱萸治之，胃苓汤亦治之。或六味地黄汤加旋覆花、牛膝、白前根，从肾中化水，纳之下行，以隔治之。

口淡是胃虚，六君子汤随寒热加减治之。

口涩是风热，通圣散去芒硝、大黄治之。

口麻是血虚，圣愈汤加薄荷治之。

口臭是食积之火，平胃散加山楂、神曲、麦芽、黄芩、石膏治之。

口中糜烂是膀胱遗热于小肠，热气不得下泄，故糜及于口，导赤散加天花粉、天门冬、麦门冬、金银花、灯心、车前子、栀子治之。

喉腥是肺火痰滞，泻白散合甘桔汤，再加射干、马兜铃、黄芩、杏仁、川贝母、天冬、麦冬、百合、瓜蒌霜治之。

总而论之，口乃胃之门户，总以治胃为主。宜分舌热，用甘露饮、平胃散加减治之。

舌为心之苗而居口中，脏腑之气发见于口者，多着于舌，故即舌苔可以诊知脏腑诸病。伤寒邪在表者，舌无苔；在半表半里者，舌乃有苔；入里则苔结矣。故凡有苔，皆系内证。

苔白为湿热，小柴胡汤加花粉、石膏、滑石、木通治之。苔黄为燥热，犀角地黄汤加知母、石膏、天花粉、大黄、枳壳治之。黑苔芒刺为实热，大承气汤治之。若苔黑而舌滑润者，乃水极似火，真寒假热之证，四逆汤加猪胆汁、人尿、葱白治之。血家虚火，又宜地黄汤加肉桂、牛膝、五味子、龙骨以引导之。

又凡舌肿、舌裂、痛疮等症均是心脾火毒，泻心汤治之，大清凉散亦治之。若舌根木强，或舌短缩者，皆是少阴经风邪内动，阴火上腾之候，地黄饮子加羚羊角治之。

上所论口舌诸症，血家间亦有之。要宜以血证为主，参以上各法，斯为本末兼权之术。

## ∽·咽　喉·∽

咽喉为肺之关，胃之门，少阴心脉之所络，肝经冲脉之所夹。凡此四经，皆血之所司也。故失血家往往有咽痛之症。

凡咽痛而声不清利者为肺火，肺主气，气管中痛，故声不清利。甘桔汤加马兜铃、黄芩、杏仁、川贝母、黄连、麦冬、百合、薄荷治之。

凡咽痛而饮食不利者，胃火也。胃上口为食管，食管痛，故饮食不利，白虎汤加金银花、大黄、桔梗、枳壳治之。

咽喉作痛，而上气颊赤者，肝经冲脉逆上之火也。宜玉女煎加旋覆花、射干，再用盐炒安桂少许，以引火下行。

喉中塞肿及溃烂，皆是少阴心经之火，宜泻心汤加山豆根、牛蒡子、桔梗、甘草、薄荷、细辛、胆南星、牛黄治之。肿塞者，外用人爪甲、鸡内金、急性子、全蝎合巴豆炒过，去巴豆，再加火硝、硼砂、冰片、胆矾、青黛、黄连、枯矾吹上，吐痰血即愈。溃烂者，外用雄黄、黄连、珍珠、桑螵蛸、寒水石、牛黄、硼砂、麝香吹之。又有梅核证，在痰饮门参看。

再按：血家咽痛，多是肺胃虚火及冲脉火逆，吾于咳嗽诸

中医临床实用经典丛书（大字版）

血证论

条言之甚详。痨虫蚀咽，见声音门，宜参汇。

## 声 音

失血家初病失音，多是风火。声音者，肺之所主，肺金清朗则声音显明。失血家肺金阴虚，为火所克，肺窍不通，鼻塞声闭。

若系外感闭其气者，宜小柴胡汤加杏仁、桔梗、荆芥、薄荷治之。若是肺中实热，壅遏其窍而声音闭者，人参泻肺汤治之。

又有津液干枯，肺痿叶焦，声音嘶小者，乃失血之虚弱证，人参清肺汤、清燥救肺汤治之。常用白蜜、川贝母、人参、胡桃、百合蒸服。

又有痨虫居于肺间，啮坏肺脏，金蚀不鸣，喉中痒咳，喘热难已，此为痨瘵难治之证，宜百部、人参、明雄、獭爪、白及、百合、蚕沙、麝香、桔梗、甘草、獭肝、鳗鱼骨治之。又凡痨瘵而咽喉破烂者均在不治。总宜上方，外用珍珠、人参、牛黄、明雄吹之。

夫声音者，气所从出也。气根于肾，故声音之出实由肾生，气不归元则咳愈甚，气愈乏而声愈干，宜以都气丸主之，加人参、沉香、诃子，肾气丸亦治之。

## 腹 痛

血家腹痛多是瘀血，另详瘀血门。然亦有气痛者，以失血之人，气先不和，是以血不平而吐衄。但血家气痛与杂病气痛有别。杂病气痛则痛之甚，血家气痛不大甚，但觉胸腹之中不得和畅，有郁滞结聚之形，宜逍遥散加姜黄、香附子、槟榔、天台乌药治之。再参瘀血痞满门更详。

## ⚬· 痹 痛 ·⚬

身体不仁，四肢疼痛，今名痛风，古曰痹证。虚人感受外风，客于脉分则为血痹。仲景用黄芪五物汤，以桂枝入血分，行风最效。失血家血脉既虚，往往感受外风，发为痹痛，或游走不定，或滞着一处，宜黄芪五物汤，重加当归、丹皮、红花。

如血虚火旺之人，风中兼火，外见痹证，内见便短、脉数、口渴等症，则不宜桂枝之辛温，宜四物汤加防风、柴胡、黄芩、丹皮、血通、秦艽、续断、羚羊角、桑寄生、玉竹、麦冬治之。

血虚生风，往往而然，当归、红花、荆芥，酒水煎服。

瘀血窜走四肢，亦发疼痛，症似血痹。惟瘀血之痛多如锥刺，脉不浮不拘急，此略不同，另详瘀血门。

又有周痹脚气，痰湿走注者，皆系杂证，此不具论。

## ⚬· 痿 废 ·⚬

痿者，足废不能行之谓，分五痿治之。心气热则脉痿，筋纵而不任地，天王补心丹加丹皮治之。肝气热为筋痿，则筋急而挛，四物汤加羚羊角、续断、山茱萸、黄柏、地骨皮治之。脾气热为肉痿，胃干而渴，肌肉不仁，四物汤加人参、山药、黄芩、黄柏、泽泻、云苓治之。肾气热则骨痿，腰脊不举，地黄汤及大补阴丸治之。肺气热则津痿，不能灌溉于足，疲乏不行，清燥救肺汤治之。

以上治法，虽分五脏，而总系阴虚热灼，筋骨不用之所致。欲热之退，莫如滋阴；欲阴之生，莫如独取阳明。阳明者，五脏六腑之海，主润宗筋，宗筋主束骨而利机关。阳明虚则宗筋纵，带脉不引，故足痿不用也，宜琼玉膏加玉竹、煅石膏、石斛、花粉、珍珠、竹茹治之。玉女煎加犀角亦治之。

然痿废之原虽在于胃，而其病之发见则在于筋骨。凡虎骨、龟板、鹿筋、猪脊髓、牛骨髓、狗脊、骨碎补、牛膝、苡仁、枸杞子、菟丝子、续断皆可加入，以为向导。

痿证与脚气有异，切不可误用风药。

## ⌒ · 遗　精 · ⌒

世谓上吐血下遗精，其病不治。谓其上逆下竭，立见消耗也。然病此者，但未沉久，犹可图治。盖遗精失血，虽是两病，其实一而已矣。

精者，肾中阳气所化，乃天一所生之癸水也。女子十四，则癸水至于胞中，而冲任两脉即通，将心火所化之血转输入胞，与癸水交合，水从血化，是为月信。男子十六，则癸水亦至于胞中，而冲任两脉，亦输血入胞，与癸水合，血从水化，是谓之精。胞者精之舍，即血之室也。

吐衄者，是胞中血分之病。遗精者，是胞中水分之病。血与水，上下内外，皆相济而行，吾已言之屡矣。故病血者未尝不病水，病水者亦未尝不病血也。是以吐血多兼痰饮，血亦变水肿，淋秘亦有下鲜血者，以血与水原相倚伏耳。精者水之所化，遗精者，水病也。而又吐衄，是血亦病也。先吐血而后遗精，是血病累及于水，先遗精而后吐血，是水病累及于血。

治法无论先后，总以治肝为主。胞宫乃肝之所司，精与血皆藏于此。治血者必治胞，治精者亦必治胞，胞为肝所司，故皆以治肝为主。肝寄相火，气主疏泄，火炽气盛，则上吐血而下遗精。地骨皮散加柴胡、胡黄连、知母、黄柏、牡蛎、龙骨、茯苓、蒲黄、血余治之。丹栀逍遥散加阿胶、龙骨、牡蛎、蒲黄以平之。吐血甚而遗精轻者，以治吐血为主，生地黄散加金樱子、牡蛎治之。遗精甚而吐血轻者，以遗精为主，地黄汤加血余、龙骨、牡蛎治之。

仲景治遗精，有用天雄附子法，肾气不纳，心火不下交于肾，有用肉桂法，皆阳虚之证也。若失血家则多是火遗，即心肾不交，亦是水不济火，其为梦遗，十之八九。盖肝经火旺则魂不内守，恍惚有见。亦有无梦而遗，仍属相火之甚者，火甚则神不清，是以昏沉迷闷，不觉精之走失。此较有梦而遗者，其火更甚，毋得误认为阳虚之证也。大补阴丸加生枣仁、牡蛎、龙骨、茯神治之。若气不摄精者，其人必见虚寒之状，不徒以有梦无梦为别也。

## ❧ 淋 浊 ❧

淋者，小便短数，淋沥不通之谓也。单病此者，自有诸书可考。血家病此，特其兼见者耳。然二便为消息之门户，若一闭塞，则上、中焦不得消息，故《伤寒论》有言急下者，有言当利其小便者，有言有小便则生，无小便则死者，无一不吃紧

中医临床实用经典丛书（大字版）

血证论

132

于此。此水病也，水与血相为倚伏，吾已言之屡屡。

单病血不病水者易愈，以水调则其血虽病，尤有水以濡之也。若病血而又累及于水，则上而喘咳，外而肿热，下而淋浊，均不能免。水病则无以濡血，而血证亦因以难愈矣。吾于尿血、肿、咳诸条已详言之，可以参看。

血家病淋，多是肺痿。肺主制节，下调水道，肺痿则津液不流，气不得下，而制节不达于州都，是以小便不利，宜生地、百合、天花粉、知母、杏仁、桑白皮、滑石、桔梗、猪苓、阿胶、甘草梢治之。

血家血虚火旺，心遗热于小肠，不能泌别清浊，则小便赤短淋沥，导赤饮加炒栀子、车前子、黄连、白芍、灯心。

脾土不化，亦能壅湿，使小水不利，五苓散治之。湿中挟热者，去桂尖，加茵陈蒿、防己、黄柏、炒栀子。

前阴属肝，肝火怒动，茎中不利，甚则割痛，或兼血淋，宜龙胆泻肝汤加肉苁蓉，或地黄汤加肉苁蓉、黄柏、车前子治之。若血淋，则加地榆、蒲黄。

肾为水脏，膀胱为水腑。肾中阴虚，水源枯竭，则小便不化，知柏地黄汤少加肉桂以反佐之。若是阳虚不能化水者，金匮肾气丸治之。

以上分别脏腑施治，即三焦为决渎之义也。陈修园用五淋散统治三焦，吾谓不如分别上中下，而又各区脏腑以施治，尤为精细。

浊者小水不清，或白或黄，或青或赤，此如暑天洪水泥潦之类，乃湿热为之也。湿甚用胃苓汤加黄芩、黄连、黄柏、白芍治之。热甚用茵陈蒿、栀子、黄柏、秦皮、木通、车前子、防己、甘草梢治之。

又有败精为浊者，或由思淫不遂，或由淫而精停，宜萆薢分清饮加鹿角屑、桑螵蛸、白芍、肉苁蓉治之。

又有中气虚弱，小便滴在地上即变色者，宜六君子、归脾汤治之。

## 便 闭

二便皆脾胃之出路，小便是清道，属气；大肠是浊道，属血。失血家血虚便燥，尤其应得，四物汤加麻仁主之。血燥者加桃仁、酒军，气燥者加杏仁、枳壳，风燥者加皂角仁、白芷、防风，火燥者宜加枳壳、厚朴、大黄、芒硝。

大肠乃胃之关门，胃为燥土，若胃有燥屎而不下者，其责不在大肠而在胃。其症口渴，手足潮热，或发谵语，三一承气汤下之，或四物汤加麻仁、枳壳、厚朴、大黄以滋降之。

又小便数而不禁，大便反闭者，名为脾约。谓脾津下泄，无以润肠故也，仲景用脾约丸治之。丹溪谓宜清肺燥，肺清则小水有制，而脾得灌溉，宜用清燥救肺汤治之。

肾开窍于二阴，肾虚阴不足，无以润肠者，宜左归饮加黑芝麻、肉苁蓉治之。

肺与大肠相表里，肺遗热于大肠则便结，肺津不润则便结，肺气不降则便结。肺遗热者，人参泻肺汤治之。肺津不润者，清燥救肺汤治之。肺气不降者，清燥救肺汤合四磨汤，再重加杏仁，或少加葶苈子治之。与便血条合看自明。

此外又有瘀血闭结之证，或失血之后血积未去，或跌打损伤，内有瘀血，停积不行，大便闭结，或时通利仍不多下，所下之粪又带黑色，腹中时时刺痛，口渴发热，脉带涩象。宜用

中医临床实用经典丛书（大字版）

血证论

桃仁承气汤治之，或失笑散加杏仁、桃仁、当归、白芍。

## ～∘ 泻　泄 ∘～

　　失血虚痨，最忌泻泄，以脾胃败坏不能任药，且少纳谷，胃气将绝故也。杂病泻泄，用参、术、姜、苓，应手取效。此则姜、术补胃，转伤其阴，下咽之后立见喘热，竟成枯骨矣。然使用滋阴之药，则脾已泻泄，益阴则愈动其泻，势必土崩不救矣。病至此者，吾莫如之何也已，拟用黄土汤作调停之计，效否不敢必也。

　　以上所论，乃虚极胃将绝之泻也。如非胃气将绝之泻，便当按证治之，毋得误断其死，以恐骇病人。

　　湿泻者，如水倾下，肠鸣身重，其腹不痛，胃苓汤主之。

　　风泄者，大便不聚，或带清血，八珍汤加粉葛、丹皮、防风、白芷。

　　寒泄者，腹中切痛，雷鸣鸭溏，下利清白色，附子理中汤主之，六君子汤加姜、附亦治之。

　　暑泄者，烦渴尿赤，暴泻如水，越鞠丸加香茹、粉葛根、连翘、车前子、牛蒡子、白芍、黄连、扁豆、枳壳、厚朴、生姜、藿香。

　　飧泄者，米谷不化，香砂六君子治之。此与暴注完谷为肺气迫下者不同，暴注则水与谷食入即下，为热迫，三一承气汤。

　　食积泄者，泻后痛减，臭如抱坏鸡子，噫气作酸。失血虚人，停食作泻者尤多。宜逍遥散或小柴胡汤加山楂、神曲、麦芽、莱菔子治之，越鞠丸、平胃散皆治之。

又有泄血、泄痢者，另详便血门。

又有肾泄，五更作泄，一名晨泄，乃色欲过度，足冷气虚所致，宜四君子汤加熟地黄、枸杞子、菟丝子、巴戟天、杜仲、破故纸、肉豆蔻、五味子、山茱萸治之。猪肾一枚，加故纸、小茴香、青盐烧服亦可。

## 饮 食

水谷入胃，其浊者为渣滓，下出幽门，达大小肠而为粪，以出于谷道。其清者倏然而化，依脾气而上升于肺，其至清而至精者，由肺而灌溉乎四体，为汗液、津唾，助血脉，益气力，为生生不息之运用也。其清中之浊者，下入膀胱而为溺。此虞天民《医学正传》所论，其言水谷消化之道甚明，故全录之。

凡食不化者，责之于脾，六君子汤主之。水不化者，责之于肺，二陈汤加防己、桑皮、桔梗、木通治之。消渴者，肺火也，甘露饮加花粉治之。消谷者，胃火也，白虎汤加黄连、人参、枳壳、厚朴、生地黄治之。饮一溲二为下消，肾虚也，肾气丸主之。食入即吐为火逆，泻心汤加生姜、竹沥治之。但用水漱口而不欲饮者，多是经脉中有瘀血，宜四物汤加红花、血通、干漆、冰片、葱白、桃仁治之。食入良久，翻胃吐出，或不化而飧泄者，为脾不磨食，六君子汤加肉豆蔻、破故纸、吴茱萸、五味子治之。

夫人之所以能化食思食者，全赖胃中之津液，吾于总论已详言之。有津液则能化食，能纳食，无津液则食停不化。观停食病，食入反吐，粪如羊屎，可知无津液则食不能化之故也。

观噤口痢，咽干津竭，食不得下，可知无津液则不能纳之故矣。痢证噤口者，另详便血门。

膈食不化，以及血虚津枯，不思饮食者，宜用左归饮加天花粉、人参、玉竹、党参、莲米、白芍、芝麻治之。

一凡平人内伤饮食，多是中寒洞泄，治宜理中汤、平胃散以温燥之。若失血之人内伤饮食，则反多壅实生热之证，往往手足潮热，口干气逆，冲脉作咳。若用温燥之药，不惟饮食不化，且更加壅热矣。用小柴胡汤加枳壳、厚朴、大黄，轻则加莱菔子、麦芽，越鞠丸加减亦治之。

## 感　冒

血家最忌感冒，以阴血受伤，不可发汗故也。然血家又易感冒，以人身卫外之气生于太阳膀胱，而散布于肺，血家肺阴不足，壮火食气，不能散达于外，故卫气虚索，易召外邪，偶有感冒，即为头痛、寒热、身痛等症。

若照常人治法而用麻、桂、羌、独，愈伤肺津，肺气益索而不能达，不惟涸血分之阴，愈以助气分之邪矣。治惟和解一法，为能补正祛邪，宜先生其津，使津足而火不食气，则肺气能达于皮毛，而卫气充矣。次宜疏理其气，使血分和，则不留邪为患，而外邪自解矣。

宜小柴胡汤加杏仁、荆芥、防风、紫苏主之。口渴加花粉去半夏，身痛加粉葛根，内动痰火者再加茯苓、旋覆花，内动寒水者，另用苏子降气汤治之。

外感风寒，客于肺中，外证已退，久咳不愈者，失血家往往有之。宜千金麦门冬汤，其麻黄捣茸蜜炙，变峻为缓，以搜陈寒。寒客肺中，久则变而为热，故用此方。或小柴胡加苏子、薄荷、细辛，亦与麦门冬汤相仿佛。

感冒甚重，传变为热者，宜照伤寒法治之，清热攻里，可以任量。惟失血家不得轻用吐法，戒之。

失血之人有状似感冒而实非感冒者，由于肺痿气虚，时时洒淅恶寒，鼻塞流清涕，乃金被火克，内壅外闭，卫气不布之故。只宜清养肺金，毋得妄用发散，以张火焰也，太平丸补散兼行以治之，千金麦门冬汤、小柴胡汤皆宜。小柴胡汤通上焦之津液，以调和荣卫，尤平稳而神奇。

## 痉 瘛 附拘急

痉者角弓反张，瘛者手足抽扯，拘急者头勾足局，肘膝相构。伤寒中风凡遇此等，分三面治之，失血家亦宜分三面施治，而用药略有不同，眉列如下。

角弓反张者，太阳经病也，无汗用葛根汤，有汗用桂枝加葛根汤。血家病此，多是血燥生风，筋灼而挛，麻、桂皆其所忌，前方不中与也。宜四物汤加葛根、防风、荆芥、独活、羚羊角、桑寄生、续断、杏仁治之。

手足抽瘛，口目斜引者，少阳经病也。伤寒中风，用大秦艽汤，此方风药虽多，尚兼滋补。血家病此，亦可借用，再加阿胶、羚羊角、人参、天花粉以柔润息风，则与血家更宜。面前拘急属阳明经，伤寒中风得此者，三一承气汤治之。血家得此为阳明津液大虚，筋为之缩，法宜大生津液，玉女煎加天花粉、玉竹、葛根、竹茹、人参、麦门冬、白芍、枳壳治之。

又曰：肝主筋，肝病则惊骇、筋挛，今且不必缕分，总以治肝为主，四物汤加羚羊角、酸枣仁、木瓜、荆芥、黄芩治之。

此乃血家发痉之治法，非通治诸痉之法，读者须知。

## 暑 疫

暑者，湿热合气之谓也。热蒸则湿动，湿郁则热遏，湿热合化，是为暑气。《月令》所谓土润溽暑，此之谓矣。热甚则心烦口渴，脉数溺赤；湿甚则泄痢肿满，喘急闭闷。病状不一，总系热、湿二气而已。血家阴虚，湿热之邪尤易感受，宜统以大清凉饮治之。湿甚者再加防己，虽不能尽暑之治法，然本此方以推广之，可以得变通之妙。

又有阴暑，实非暑也，乃夏月伏阴内动之寒证，毋循名而失实。疫者，四时不正恶戾臭秽之气触人为病，病气又能传染，是名曰疫。沉冬则无，夏秋常有。其气触人，皆从口鼻而入，内伏脏腑之中，发作则壮热头痛，变疟动痢，狂躁肿急，不一其形。虽有外证，不得发表，但解其里，则表气自和，清瘟败毒饮加酒大黄治之。血家阴虚，疫邪易发，故并言之。另有瘟疫专书，详明者多，宜细查阅，此第举其大意耳。

## 食 复

失血家胃气清和，津液自生，火自降，痰自顺，而病亦自愈矣。若伤饮食，则中宫壅滞，气与火不得顺利，上冲于肺则为咳嗽，外蒸肌肉则发热，内郁于心则为烦。由是血不得宁，因之复发，名为食复，宜甲己化土汤加枳壳、厚朴、炒栀子、麦芽为主。

咳者加紫菀、麦冬、五味子、杏仁，发热者加石膏、知母，心烦者加黄连、当归，腹痛者加酒大黄，已动血者，加桃仁、苏木，或用逍遥散照上加减法，亦调和胃气善方，小柴胡汤亦可。

仲景治食复，言有宿食者，皆主芍药、大黄，义取二物力能推荡。盖宿食不去，不独阻新食之进，且伤气壅邪，转生诸疾，故主大黄以速去之，以免伤其正气，胜楂、曲之功千万。医者须知此理，临证庶有胆识。

夫失血之人，所以易于停食者，多是胃中有热，贪多饮食，既食之后，脾津枯少，不能糜烂消化，是以易于停食。宜四君子汤加黄精、山药、玉竹、天花粉、麦芽、白芍、生地黄、枸杞子、当归、麦冬、山楂、莱菔汁煎服。此等治法，但读东垣《脾胃论》者，断不能知。

## 劳 复 附怒复

静则气平而生阴，动则气躁而生阳，烦热喘咳，随之而作。失血病因劳动而复发者十之五六，亟宜调息瞑目，以收敛浮动之气，使阴生阳秘，而血乃不复动矣。入参固本汤加蒲黄、苏木治之。

烦热甚者，宜用地骨皮散加炒栀子、蒲黄。喘咳甚者，宜人参清肺汤治之，或三才汤加五味子、云茯苓、沉香、甘草，清燥救肺汤亦治之。血复止后，多饮独参汤，熟睡以息之。

怒复者，怒气伤肝，相火暴发，而血因奋兴，当归芦荟丸以泻之，龙肝泻肝汤以清之，丹栀逍遥散以和之，小柴胡汤加牡蛎、青皮以抑之。血潮不止者，泻心汤加当归、白芍、沉香、香附子、降香以止之。十灰散用香附子、槟榔、童便、醋调服以止之。去血过多，则阴愈伤，阳愈亢，怒气愈不能平，宜当归、人参、沉香、香附子、生地黄、五味子以大补之，少与之食，以消息之。

总之，失血之人，戒劳更要戒怒。《医学考辨》有戒怒诗云：病家误、戒忿怒，忿怒无非些小故。血随气上不循经，尤如轻车就熟路。吾临血证多矣，每有十剂之功败于一怒。病家自误，医士徒劳，堪发一叹。

## ❧ 时 复 ❧

时复者，谓血家春夏得病，至次年春夏复发；秋冬得病，至次年秋冬其病复发。值其时而仍病，故曰时复。夫人身五脏六腑，与天之气运呼吸相通，原是一体，故天之阴阳能媾人之疾病，其实非天病人也，乃人身气血先有偏盛，故感天气之偏盛而病遂作焉。

血家病得于春者，乃肝经血虚火旺，春木之气内通于肝，肝经感木气而风动火发，故值春时旧病复作。其已发吐血者，宜地骨皮散加蒲黄、黄芩、龙胆草、杏仁、柴胡、荆芥、醋炒大黄治之。尚未发作者，须服五味逍遥散加牡蛎、阿胶、龙骨、香附子、五味子，或用左归饮加阿胶、龟板、牡蛎、五味子以滋养之，使肝肾阴足，则火伏而不动矣。

凡冬日春时得血病者，均宜用此法以养肝肾，使阳气封谧而不泄，斯病不发矣。又凡肝经火动者，必先有热蒸口苦，魂梦不宁诸症，柴胡清骨散亦治之。

失血之病得于夏者，乃心经火旺，次逢夏月复发，宜泻心汤加丹皮、蒲黄、生地黄、木通、甘草梢、降香、牛膝。其未发时，若见烦热，即宜预服生地黄散以遏止之，或天王补心丹以养之。

又按：夏月暑盛，病多发于阳明，以阳明主燥热，暑热相合，故多属阳明。病在阳明者，口渴身热，烦躁便闭，恶闻人声，脉势洪大，以此为辨。其吐出之血亦必甚多，宜犀角地黄汤加葛根、金银花、知母、蒲黄、大黄、枳壳。若尚未动血，初觉发热口渴者，玉女煎加蝉蜕、秦皮、茵陈、枳壳。或先服甘露饮，以养胃阴，免动燥气。

秋乃金令，肺气主之。凡失血家至秋时皮毛收敛，未能秘密，往往外合风气，内壅热邪，发咳动血，尤为容易。病家医家，皆须善为调理，庶可补天再造也。

若是秋时得病，是病本得于肺，次逢秋月，本脏不润，复发痿燥而咳血者，清燥救肺汤加生地、蒲黄治之，人参清肺汤加紫菀、当归、蒲黄亦可。葛可久太平丸既滋肺阴，兼清风痰，尤治肺良方。若肺气郁而不布，卫阳不外达，津液不下降，皮毛洒淅，寒热作咳者，宜小柴胡加荆芥、防风、桔梗、杏仁、蒲黄、苏木、栝楼根、麦冬、桑皮、全皮、枇杷叶治之。风寒客于肺中，久咳不止者，宜千金麦门冬汤。其麻黄捣茸炙过，以搜陈寒，或重用太平丸，重加薄荷，亦和散之法。

冬令属水，肾气主之。此时阴气坚凝，则阳气潜藏，龙雷不作。若阴气不足，则阳气不潜，况此时阳气皆入于内，人身阴虚者既多内热，加以阳气入内，两热相合，致失冬令寒热之象，此与冬行夏令无异，是以火迫血动而复发也。治法宜滋肾阴，泄内热，使其阴凝阳秘，复成为大冬之令，斯病愈矣。

已动血者，玉女煎加蒲黄、丹皮、苏木，继服大补阴丸、六味丸以收功。乘其未发，先用麦味地黄汤滋之。火之不藏，如三冬不雪，腊月鸣雷，潜纳阳气，皆可加龙骨、牡蛎。吾于冲脉言之甚详，须参看。

凡物有根者，逢时必发。失血何根？瘀血即其根也。故凡复发者，其中多伏瘀血，以及遇节气，遇阴雨而即蒸热发动者，均是瘀血为病，宜血府逐瘀汤加干漆、桃奴治之，或用仲景大黄䗪虫丸少少与之。此理须知，方不为血证所瞒。

## ∽∘·房劳复·∘∽

血之运行，听命于气。气乃先天肾水之中一点生阳，静而复动，化生精血。若以房劳伤其精血，则水虚而火发，气动而血升，乌在其病之不发乎？宜都气丸加麦冬、龟鹿胶治之。火盛者，大补阴丸加鹿胶、桑螵蛸、海螵蛸治之，或加味虎潜丸脾肾兼治，或三才汤加桑螵蛸、秋石、海粉、黄柏、紫梢花治之。失血之人，以养息为第一，若不忌房劳，是自促命期，于医何咎。

## ∽∘·附：抱儿痨论·∘∽

世谓妇人有胎，复得咳嗽发热骨蒸，或吐血，或梦交，名为抱儿痨。其胎不能孕满十月，或七八月，或五六月，胎便痿堕，儿不长成。其母坐产之后，不得满月，定然废命。古书不见名论，俗医又无治法，世皆以死证目之，而死者果相接踵，良可哀也。

夫妇人怀孕，其气血既结养胞胎，又加以病，再耗其气血，一身之气血无多，那堪两件消耗，是以其胎不能长养，而母被胎困，又受病侵，双斧伐枯树，不死何待？顾其受命之重，诚如所云，而果得治法，何难起死回生哉？吾妻病此，亲手调治，竟得保全。始知抱儿痨之所以不起者，失治之咎耳。

夫妇人血和，然后有子，血病于是胎病。治之之法，总视其证，有时以安胎为主，胎安则母自安，有时以治病为主，病去则胎自固。据其见症，照病用药，自无不愈者也。

大旨此病，世皆谓为极虚之证，而不知此病多是实邪。何以言之？盖人身除肠胃中，皆不可有物塞碍，是以针砭刺穴，停住片时，即能堵塞其气，况胎乃顽然一大物，塞于下部，则气实而喘，气逆而呕，气盛而为火，皆以其壅塞故也。夫人之怀孕，不啻藏珍，而胎之病人，如有积块，是以怀孕之脉，沉分搏指，亦与下焦积块之脉相似。第积块攻而通之，则实邪去而人安。胎则无攻通之法，是以不便施治，然有逆实之证，亦须消息以补兼攻，斯不至留病为患。盖必摆脱一切拘禁，而后可救皆不能救之死证。

《内经》云：有故无殒也。则知不拘禁例，一意治病，为安胎最上之法。故抱儿痨吐血逆满，不须顾胎，直宜凉血泄瘀，丹皮、桃仁皆所不忌。瘀血既去，则不壅热，去旧生新，胎反得新血之养。若气逆火甚，非寻常杏仁、枳壳、枯芩等药所能治者，酒炒大黄亦间可用。

又凡此病皆胎气壅于下部，反而上熏，肺金直当其气，故治抱儿痨以保养肺金为第一要法，清燥救肺汤、紫菀散主之。痰凝气阻，咳逆不休者，豁痰丸治之。水饮冲肺，肺胀咳嗽，不得卧息者，葶苈大枣泻肺汤主之。桔梗宁肺汤补泻兼行，保和汤多补少泻，皆宜酌用。

此病发于胞中，其本在下，清理肺金，不过治标之法耳。然胎在下部，既不能攻治其本，则不得不重治其标，保助肺金，以敌病气，虽病气上熏，亦无碍也。且肺为华盖，位虽居上而通水道，下输膀胱，又主制节，下达大肠。肺调则大肠不滞，气得从大肠而泄，则胎虽阻之，而上熏之势亦稍杀矣。肺调则小水通利，气得从小水而泄，则胞中之气，亦得从小水泄下。盖膀胱者，胞之室，膀胱畅则胞气可借之得舒，而上熏之势亦少杀矣。

若大便燥结者，急宜用清燥救肺汤加火麻仁、白芍、肉苁蓉、枳壳、厚朴、当归治之。若小便不利者，急宜用清燥救肺汤加草梢、生地、木通、防己、知母、桑皮治之。且小便出膀胱，属太阳经，主皮毛。大便出大肠，属阳明经，主肌肉。二经调达，则肌肉皮毛之气皆清理而不滞，自不发寒蒸热矣。

第皮毛肌肉之属气分者，既可以免，而腠理之热，属血分者，并不关于二经。人身腠理之气，乃三焦所司，三焦属相火，内寄于肝胆而下藏于胞室。今胞室既为胎所占，则相火上壅而为呕吐，失血者往往而然。相火之气循经外达，壅于腠理则生寒热，甚则骨蒸。推原其故，以胞室为胎所站，相火不得任意游行，是以壅遏。

此时不能夺去其胎，只得清泄胞中之气，使相火有所泄，斯不致大壅耳。宜四物汤加黄柏、知母、赤茯苓、泽泻、山萸肉、甘草梢、肉苁蓉，此是治胞室以滋相火之本也。外用小柴胡汤以和其腠理。蒸热之甚者，可用清骨散以泻之，此是治少阳以清相火之标也。是时胞宫不便重治，只合多清少阳，以重治其标，即不痊愈，而亦杀其病气矣。如欲胞室腠理面面兼治，则宜四物汤合柴胡清骨散治之。

夫抱儿痨之病根虽在胞，而其受病则在于肺。惟其肺金津虚，无以转输于下，是以胞中之水皆得泛上而为病。无论咳热诸症，总宜大滋其肺，使肺津得调，肺气得降，则胞中之水火虽欲上逆而亦不为害，救肺汤、紫菀散、太平丸、保和汤、人参清肺汤、阿胶泻白散可常服之。

第胞宫之水火上逆，则病见肺，而水火之实，又实根于肾中。胞宫之相火，肾中之阳也。胞宫之水阴，天癸之水也。须极力滋补其肾，使水化则不为痰，阴足则不动火，此为正本清源之治。

肾中阴虚而火动者，则水结为痰，为咳、为肿、为淋闭、骨蒸，地黄汤加杏仁、五味子、麦冬、桑皮、黄柏、知母以清之。

肾中阳虚不化水者，则水停为饮，为咳，为肿，为淋闭、清谷不化，宜地黄汤加故纸、杜仲、艾叶、附片、台乌药、沉香、木通以温其阳。

若肾中痰火上逆之至，喘咳不止，胎亦上逼，照上用六味地黄汤加龙骨、牡蛎、钟乳石、牛膝、半夏、五味子、麦门冬、川贝母治之。此坠降之药，各书俱云堕胎，然无病之胎，固忌此等。今既有肾气逆上之病，高者抑之，有病病受，坠而下之，乃适当其胎之正位，胎反其位，而不上逼，何堕之有？

至于气逆之极，发动吐血，呕咳呃哕，诸般上逆之症，宜降气者，枳壳、厚朴、葶苈子、槟榔任量而施；宜降火者，酒大黄、胡黄连、知母、黄柏、龙胆草随宜取用，亦所不妨。

中医临床实用经典丛书（大字版）

血证论

况乎胎中吐血，多因素有瘀血阻滞，胎气两不相容，是以动血。欲去瘀血，凡桃仁、丹皮、五灵脂、红花、延胡索等，皆宜用之。若徒守拘禁，与养痈成患无异。医者果能破除俗见，而参透其所以然，于治抱儿痨，何难起死回生哉？

又曰：用药虽不必徒守拘禁，然亦须审病，中病而止，勿毫无顾忌，而不知轻重也，慎之。

产母之所以系胎者，带脉也。带脉解则胎坠矣。若见腰痛之症，则早用当归、白术、熟地、怀山药、杜仲、故纸、山萸肉、龟胶、黄柏、黄芪、知母、菟丝子、甘枸杞、续断、云茯苓治之。其余带脉治法，详经血、产血门。

产母既病抱儿痨，困惫之极，胎不能保，则亦无须存胎，但以安保产母为急，归芎汤加人参、糯米、苎根、阿胶，听其安可也，堕亦可也。胎既下后，但照正产，按法治之，去瘀生新，自无不愈。

再按：抱儿痨，产前已大虚耗，一旦产后，必见险危之证，较之寻常正产，更宜预防。

一、汗出不止，独参汤救之，浮热脉大者，加附子以引阳入阴。此虽胎前常病火燥而至是，阳气欲脱，不得仍照火燥治法。四物汤加炮姜，亦是从阴引阳之法，皆可审用。

二、喘促为气脱之候，参附汤加五味、沉香治之。

三、血崩为血脱之候，归脾汤加血余灰、棕灰、海螵蛸、鱼胶治之。亦有怒动肝火而血崩者，归脾汤加柴胡、栀子治之。

此三危证，正产有之，病抱儿痨者在所必有，医家病家皆宜预防。

夫胎前属实热，产后属虚寒，平人大抵然也。至于病抱儿痨者，胎前之病，无一非热。至于产后则不尽虚寒。盖胎前已病阴虚，而产后去血过多，其阴愈虚，发热发咳，尤属痿燥之极，若徒守产后宜温补之说，鲜不促命。宜左归饮加阿胶、天花粉、百部、人参、麦门冬、玉竹、五味子治之。骨蒸咳逆者，团鱼丸治之。阴虚火动，挟水饮而上干者，四物汤合二陈汤，再加柴胡、黄芩、姜汁、竹沥、竺黄、胆南星、金箔、牛黄治之。

其余杂证，均照产科治法，自无不愈。兹所论者，乃抱儿痨产后之治法，与正产略异，然亦第举其端，尚待医士扩而充之。

一、凡治抱儿痨，必先熟吾书中经血、胎血、产血诸门，而于各女科又有参酌，庶克有济。

二、凡抱儿痨，须在初病时即行调治。治或未愈而用药不错，庶几产后可以治愈。如不知治法，则产后必亡，医家病家两宜慎之。

以上所论抱儿痨治法已具大略。而内中又或加外感，则虽照血家感冒之法加减治之；或加内伤，则虽照血证饮食诸法加减治之；或添怒气而病增，则宜照怒复条内所用诸药治之；或加房劳而病剧，则宜照房劳复条内所用诸药治之。法外有法，难以笔传。

# 第七卷 方解上

## 仲景泻心汤

大黄酒炒，二钱　黄连三钱　黄芩四钱

心为君火，化生血液。是血即火之魄，火即血之魂。火升故血升，火降即血降也。知血生于火，火主于心，则知泻心即是泻火，泻火即是止血。得力大黄一味，逆折而下，兼能破瘀逐陈，使不为患。此味今人多不敢用，不知气逆血升，得此猛降之药，以损阳和阴，真圣药也。且非徒下胃中之气而已，即外而经脉、肌肤，凡属气逆于血分之中者，大黄之性，亦无不达。盖其气最盛，凡人身气血凝聚，彼皆能以其药气克而治之，使气之逆者不敢不顺。今人不敢用，往往留邪为患，惜哉！方名泻心，乃仲景探源之治，能从此悟得血生于心，心即是火之义，于血证思过半矣。

## 十灰散

大蓟　小蓟　茅根　棕皮　侧柏　大黄　丹皮　荷叶　茜草
栀子各等份

上药烧存性为末，铺地出火气，童便酒水随引。黑为水之色，红见黑即止，水胜火之义也，故烧灰取黑。得力全在山栀之

149

清，大黄之降，火清气降，而血自宁。余药皆行血之品，只借以向导耳。吹鼻止衄，刃伤止血，皆可用之。

## 独参汤

人参二两

浓煎，细咽，熟睡。取养胃之阴，安护其气，气不脱则血不奔矣。世以党参代之，并认为阳药，不知人参柔润甘寒，乃滋养中宫津液之药。人之真气，生于肾中，全赖水阴含之，出纳于肺，又赖水津以濡之。故肾中水阴足，则气足而呼吸细；肺中之水津足，则气足而喘息平。人参滋补中宫之津液，上布于肺，下输于肾，故肺肾之气得所补益。世人不知气为水之所化，而以气属阳，妄指参为阳药。幸陈修园力辨其诬，然修园谓壮火食气，参泻壮火故补气，其说犹有隔膜，尚未识气即是水之理。吾于总论言之甚详。须知气即是水，而人参之真面乃见。

## 甘草干姜汤

甘草三钱，炙 干姜二钱，炮 五味子一钱

甘草炙过，纯于补中；干姜变黑，兼能止血。二药辛甘合化，扶阳气以四达，血自运行而不滞矣。惟五味收敛肺气，使不上逆，以止气者止血，凡阳虚脾不摄血者，应手取效。但血系阴汁，亏血即是亏阴，刚燥之剂，往往忌用。必审其脉证，果系虚寒者，始可投此方。

## 四物汤

当归一钱 生地四钱 川芎二钱 白芍三钱

柯韵伯曰：心生血，肝藏血，故凡生血者，则究之于心，调血者，当求之于肝也。是方乃肝经调血之专剂，非心经生血之主方也。当归和血，川芎活血，芍药敛血，地黄补血。四物具生长收藏之用，故能使荣气安行经隧。若血虚加参、芪，血结加桃仁、红花，血闭加大黄、芒硝，血寒加桂、附，血热加芩、连。欲行血去芍，欲止血去芎，随宜加减，则不拘于四物矣。如遇血崩、血晕等症，四物不能骤补，而反助其滑脱，又当补气生血，助阳生阴长之理。盖此方能补有形之血于平时，不能生无形之气于仓卒。能调阴中之血，而不能培真阴之本。韵伯此论，虽有不足于四物，然谓四物为肝经调血之专剂，则深知四物之长者矣。盖肝主藏血，冲任血海均属于肝，故调血者舍四物不能为功。

## 白虎汤

石膏一两　知母五钱　甘草二钱　粳米一撮

四药甘寒，生胃阴，清胃火。阳明燥热得此，如金飚夕起，暑酷全消，故以秋金白虎名汤，乃仲景伤寒阳明之正方。借治血证脉洪大、发热口渴者，尤有捷效。

## 佛手散

当归五钱　川芎三钱

酒水各半煎服。辛以行气，温以行血，有汁能生血。二味为活血行血之要药。

## 失笑散

蒲黄三钱　五灵脂五钱

蒲生水中，花香行水，水即气也。水行则气行，气止则血止，故蒲黄能止刀伤之血。灵脂气味温行以行血。二者合用，大能行血也。

## 大柴胡汤

柴胡三钱　半夏三钱　白芍三钱　黄芩三钱　枳壳二钱　大黄钱半　生姜三钱　大枣三枚

黄芩一味清表里之火，姜、枣、柴胡使邪从表解，半夏、白芍、枳壳、大黄使邪从里解，乃表里两解之剂，而用里药较多。后之双解散、通圣散，皆从此套出。借治血证，或加表药，或加血药，可以随宜致用。

## 逍遥散

柴胡三钱　当归四钱　白芍三钱　白术三钱　云苓三钱　甘草钱半　薄荷一钱　煨姜三钱　丹皮三钱　栀子二钱

此治肝经血虚火旺，郁郁不乐。方用白术、茯苓助土德以升木。当归、白芍益荣血以养肝。薄荷解热，甘草缓中，柴、姜升发，木郁则达之，遂其曲直之性，故名之曰逍遥。如火甚血不和者，加丹皮、山栀清理心包。心包主火与血，为肝之子，为火之母。治心包之血即是治肝之血，泻心包之火即是泻肝之火，以子母同气故也。

## 当归芦荟汤

当归一两　胆草一两　芦荟五钱　青黛五钱　栀子一两　黄连一两　黄柏一两　黄芩一两　大黄五钱　木香二钱半　麝香五分

旧用神曲糊丸，姜汤送下。借治血病，用酒丸，童便下尤佳。人身惟肝火最横，每挟诸经之火相持为害。方用青黛、芦荟、胆草直折本经之火，芩、连、栀、柏、大黄分泻各经之火。火盛则气实，故以二香以行气。火盛则血虚，故君当归以补血。治肝火决裂者，惟此方最为有力量，莫嫌其多泻少补也。

## 地黄汤

熟地一两　山药五钱　山萸肉五钱　茯苓三钱　丹皮三钱　泽泻三钱

陈修园谓，人之既生，以后天生先天，全赖中宫输精及肾，而后肾得补益。谓此方非补肾正药，然肾经水虚火旺者，实不可离。方取熟地以滋肾水，而又恐肝木盗水之气，故用山萸以养肝之阴，补子正以实母也。再用山药补脾土、启水津以给肾，用丹皮清心包、泻火邪以安肾。庶几肾中之水得以充足。特虑有形之水质不化，则无形之水津亦不能生，尤妙茯苓、泽泻化气利水，以泻为补，虽非生水之正药，而实滋水之要药。

## 花蕊石散

花蕊石煅为末，每服三钱

男用酒水调，女用醋水服，瘀血化水而下。按：此药独得一气之偏，神于化血。他药行血皆能伤气，此独能使血自化而气不伤，真祛瘀妙品。

## 柏叶汤

侧柏叶三钱　炮姜钱半　艾叶三钱　马通二两

热气藏伏于阴分，逼血妄行不止。用姜、艾宣发其热，使行阳分，则阴分之血无所逼而守其经矣。柏叶属金，抑之使降。马为火畜，同气相求，导之使下，则余烬之瘀一概蠲去。此为热伏阴分从治之法，乃久吐不止，一切寒温补泻，药几用尽，因变一法，以从治之。凡遇热证，用之须慎。若系寒凝血滞者，则无不宜。马通汁，即马粪泡水。无马通，以童便代之。

## 人参泻肺汤

人参三钱　黄芩三钱　栀子三钱　枳壳二钱　甘草一钱　连翘一钱　杏仁三钱　桔梗二钱　桑皮三钱　大黄一钱，酒炒　薄荷一钱

葶苈大枣泻肺汤是泻肺中之水，此方是泻肺中之火。肺体属金，不自生火，皆由心火克之，胃火熏之也。故用栀子、连翘以泻心火，黄芩、大黄以泻胃火。肺为火郁则皮毛洒淅，用薄荷以发之。肺金不清则水道不调，用桑皮以泄之。火盛即是气盛，用枳、桔、杏仁以利之，而人参、甘草又补土生金以主持之。补泻兼行，调停尽善，实从葶苈大枣汤套出，变泻水为泻火之法。凡上焦血滞痰凝因火所致者，均可随证加减。

## 甲己化土汤

白芍五钱　甘草三钱

杨西山《失血大法》以此为主方而极赞其妙。其实芍药入肝，归、芎、桃仁善去旧血以生新血，佐黑姜、炙草，引三味入于肺肝，生血利气，为产后之圣药。各书多改炙草为益母草，不知益母乃凉血利水之药。此方取其化血即能生血，如益母草焉

有生血之功，与方名相左。吾以为治红痢、尿血或可用之，若此方断不可用。

## 牛膝散

牛膝三钱　川芎钱半　蒲黄三钱　丹皮三钱　桂心三钱　当归四钱

当归、川芎、蒲黄、丹皮，四药和血，桂枝辛温以行之，牛膝下走以引之。用治下焦瘀血，温通经脉，无不应验。方义亦浅而易见。

## 桃仁承气汤

桃仁五钱　大黄二钱　芒硝三钱　桂枝二钱

桂枝禀肝经木火之气，肝气亢者见之即炽，肝气结者遇之即行，故血证有宜有忌。此方取其辛散，合硝、黄、桃仁直入下焦，破利结血、瘀血去路不外二便，硝、黄引从大便出，而桂枝兼化小水，此又是一层意义。

## 小调经汤

当归三钱　赤芍三钱　没药二钱　琥珀二钱　桂枝二钱　细辛五分　麝香少许

当归补血，赤芍行血，树脂似人之血，没药为树脂所结，故能治结血，琥珀乃树脂所化，故能化死血。四药专治瘀血，亦云备矣。而又恐不能内行外达也，故领以辛、桂、麝香，使药性无所不到，而内外上下自无伏留之瘀血。所以不循经常者，多是瘀血阻滞，去瘀即是调经。

## 小柴胡汤

柴胡八钱，川产为真　黄芩三钱　半夏三钱　大枣三枚　人参二钱　甘草一钱　生姜二钱

　　此方乃达表和里，升清降浊之活剂。人身之表，腠理实营卫之枢机；人身之里，三焦实脏腑之总管。惟少阳内主三焦，外主腠理。论少阳之体，则为相火之气根于胆腑。论少阳之用，则为清阳之气寄在胃中。方取参、枣、甘草以培养其胃，而用黄芩、半夏降其浊火，柴胡、生姜升其清阳，是以其气和畅，而腠理三焦罔不调治。

　　其有太阳之气陷于胸前而不出者，亦用此方，以能清里和中，升达其气，则气不结而外解矣。有肺经郁火，大小便不利，亦用此者，以其宣通上焦，则津液不结，自能下行。肝经郁火而亦用此，以能引肝气使之上达，则木不郁，且其中兼有清降之品，故余火自除矣。

　　其治热入血室诸病，则尤有深义。人身之血乃中焦受气取汁变化而赤，即随阳明所属冲任两脉，以下藏于肝。此方非肝胆脏腑中之药，乃从胃中清达肝胆之气者也。胃为生血之主，治胃中是治血海之上源。血为肝之所司，肝气既得清达，则血分之郁自解。是正治法，即是隔治法，其灵妙有如此者。

## 犀角地黄汤

犀角钱半　生地五钱　白芍三钱　丹皮三钱
犀牛土属，而秉水精；地黄土色，而含水质。二物皆得水土之气，能滋胃阴，清胃火，乃治胃经血热之正药。然君火之主在

中医临床实用经典丛书（大字版）

血证论

心，故用丹皮以清心。相火所寄在肝，故用白芍以平肝。使君相二火不凑集于胃，则胃自清而血安。

## 甘露饮

天门冬三钱　麦门冬三钱　生地黄三钱　熟地黄三钱　黄芩三钱
枳壳一钱　石斛三钱　茵陈三钱　甘草一钱　枇杷叶二片，去毛

陈修园曰：胃为燥土，喜润而恶燥，喜降而恶升。故用二地、二冬、石斛、甘草润以补之，枇杷、枳壳降以顺之。若用连、柏之苦则增其燥，若用芪、术之补则虑其升。即有湿热，用一味黄芩以折之，一味茵陈以渗之，足矣。盖以阳明之治，重在养津液，方中地、冬等药，即猪苓汤用阿胶以育阴意也。茵陈、芩、枳，即猪苓汤用滑、泽以除垢意也。

## 清燥救肺汤

人参一钱　甘草一钱　芝麻一钱，黑　石膏二钱，煅　阿胶一钱　杏仁一钱，去皮尖　麦冬二钱　枇杷叶炙，一片　冬桑叶三钱

喻嘉言曰：诸气膹郁之属于肺者，属于肺之燥也，而古今治气郁之方用辛香行气，绝无一方治肺之燥者。诸呕喘痿之属于上，亦属于肺之燥也。而古今治法以痿呕属胃经，以喘属肺，是则呕与痿属之中下，而惟喘属上矣，所以亦无一方及于肺之燥也。即喘之属于肺者，非行气即泄气，间有一二用润剂，又不得肯綮。今拟此方，名清燥救肺，大约以胃为主，胃土为肺金之母也。其天冬、知母能清金滋水，以苦寒而不用，至苦寒降火之药尤在所忌。盖肺金自至于燥，所存阴气不过一线，倘

更以苦寒下其气，伤其胃，尚有生理乎？诚仿此增损，以救肺燥变生诸证，庶克有济。

## 保和汤

甘草二钱　阿胶三钱　百合三钱　知母三钱　贝母三钱　五味子一钱　天冬三钱　麦冬三钱　桔梗三钱　薄荷一钱　饴糖三钱　薏苡仁三钱　马兜铃二钱

肺经之津足，则痰火不生，而气冲和。若津不足，则痰凝火郁，痿咳交作，而气失其和矣。方用饴糖、甘草、阿胶补胃以滋肺津，复加清火、祛痰、敛浮、解郁之品，凡以保护肺金，使不失其和而已。葛可久此方虽不及救肺汤之清纯，然彼以滋干为主，此以清火降痰为主。各方用意不同，无相诋訾。

## 麦门冬汤

麦冬二两　半夏六钱　人参四钱　甘草四钱　粳米一盏　大枣十二枚

参、米、甘、枣四味，大建中气，大生津液。胃津上输于肺，肺清而火自平，肺调而气自顺。然未逆未上之火气，此固足以安之。而已逆已上之火气，又不可任其迟留也。故君麦冬以清火，佐半夏以利气。火气降则津液愈生，津液生而火气自降，又并行而不悖也。用治燥痰咳嗽最为对症，以其润利肺胃，故亦治隔食。又有冲气上逆，夹痰血而干肺者，皆能治之。盖冲脉起于胞中，下通肝肾，实则隶于阳明，以输阳明之血下入胞中。阳明之气顺，则冲气亦顺，胞中之血与水皆返其宅而不上逆矣。此方与小柴胡合看更明，小柴胡是从胃中引冲气上行，使火不下郁之法。此方是从胃中降冲气下行，使火不上干之法。或去粳米，加蜜更滋润。

## 四磨汤

人参　乌药　槟榔　沉香

等份磨水煎服，治上气喘急。取人参滋肺以补气之母，取沉香入肾以纳气之根，而后以槟榔、乌药从而治之。泻实补虚，洵为调纳逆气之妙法。盖肺为阳，而所以纳气下行者，全赖阴津，故用人参以生津。肾为阴，而所以化气上行者，全赖真阳，故用沉香以固阳，为沉其水，故能直纳水中之阳也。

## 桂苓五味甘草汤

桂枝尖三钱　云茯苓四钱　炙甘草二钱　五味子一钱

此治肾中水气腾溢，阴火上冲，面赤咽痛，咳逆诸病。桂、苓抑水下行，水行即是气行。然逆气非敛不降，故以五味之酸敛其气。土厚则阴火自伏，故以甘草之甘补其中也。

## 苏子降气汤

苏子三钱　半夏二钱　当归三钱　陈皮二钱　前胡二钱　厚朴一钱　沉香一钱　甘草一钱　生姜三片

气即水也，水凝则为痰，水泛则为饮，痰饮留滞，则气阻而为喘咳。苏子、生姜、半夏、前胡、陈皮宣除痰饮，痰饮去而气自顺矣。然气以血为家，喘则流荡而忘返，故用当归以补血。喘则气急，故用甘草以缓其急。出气者肺也，纳气者肾也，故用沉香之纳气入肾，或肉桂之引火归元为引导。

## 肾气丸

熟地黄八钱　山萸肉四钱　山药四钱　云茯苓四钱　泽泻四钱

牡丹皮五钱　川附片三钱　肉桂二钱

肾为水脏，而其中一点真阳便是呼吸之母。水足阳秘，则呼吸细而津液调。如真阳不秘，水泛火逆，则用苓、泽以行水饮，用地、萸以滋水阴，用怀药入脾以输水于肾，用丹皮入心以清火安肾。得六味以滋肾而肾水足矣。然水中一点真阳，又恐其不能生化也，故用附子、肉桂以补之。若加牛膝，便具引火归元之功，若加知、柏又治上热下寒之法，如去桂、附加麦冬、五味，则纯于滋阴，兼治肺金。

## 辛字润肺膏

羊肺一具，洗　杏仁四钱　柿霜五钱　真酥五钱　真粉三钱　白蜜五钱

为末，搅匀入肺中，炖熟食。真粉即上白花粉，真酥即上色羊乳。如无，以黑芝麻捣烂代之。方取肺与肺同气，而用诸润药以滋补之，义最浅而易见，然方极有力可用。

## 琼玉膏

生地一斤，汁　白蜜一斤　人参八两　云苓十二两

生地汁合白蜜入瓷瓶内，云苓、人参为末，和匀，放水中煮三昼夜，悬井中一昼夜，取起，仍煮半日，白汤化服。为润利肺经之妙剂。

## 生脉散

人参三钱　麦门冬三钱　五味子七粒

人参生肺津，麦冬清肺火，五味敛肺气，合之酸甘化阴，以清润肺金，是清燥救肺汤之先声。

## 保元汤

人参三钱　黄芪三钱　黑枣三钱　炙甘草二钱　煨姜三片

草与黑枣大补中土，再加煨姜以温之，黄芪以鼓之，人参以滋之。总使土气冲和，上生肺金，肺阳布护，阴翳自消，一切寒怯虚悸之症自除。此为温补肺阳法，与上滋肺阴法，为一寒一热之对子。

## 六君子汤

人参三钱　白术三钱　云苓三钱　甘草二钱　陈皮三钱　半夏三钱

四君子补胃和中，加陈皮、半夏以除痰气。肺之所以有痰饮者，皆胃中之水不行，故尔冲逆，治胃中即是治肺。

## 天王补心丹

当归三钱　熟地黄五钱　生地黄三钱　远志一钱　人参三钱　丹参三钱　天门冬三钱　麦门冬三钱　元参三钱　桔梗钱半　酸枣仁三钱　柏子仁三钱　云茯苓三钱　五味子一钱

陈修园曰：心字篆文只是一倒火耳。火不欲炎上，故以生、熟地补水，使水上交于心，以元参、丹参、二冬使火下交于肾，又佐参、苓以和心气，当归以生心血，枣仁以安心神，远志以宣其滞，五味以收其散，更假桔梗之浮为向导。心得所养，而何有健忘、怔忡、津液干枯、舌疮、秘结之苦哉。

## 朱砂安神丸

朱砂一钱　黄连三钱　生地三钱　当归三钱　甘草二钱

朱砂之重以镇怯，黄连之苦以清热，当归之辛以嘘血，更取甘草之甘以制黄连之太过，地黄之润以助当归所不及。合之养血清火，安镇心神，怔忡、昏烦、不寐之症可以治之。

## 人参养荣汤

人参三钱　黄芪三钱，炙　白术三钱　甘草钱半　当归三钱　熟地四钱　大枣三钱　生姜三片　远志一钱　桂心一钱　陈皮二钱　白芍三钱　云苓三钱　五味子一钱

此方即中焦取汁，奉心化赤以为血之义。参、芪、术、草、大枣大补中焦，中焦谷化则汁益生，故加陈皮以化谷。中焦水停则谷不化，故加姜、苓以别水。水谷既化，中焦之汁自生矣。再用归、地多汁以引其汁，凡系妇人催乳，用此足矣。若必令其奉心化血，则宜加芍、味以敛之，使荣行脉中而不外散。加桂心、远志启导心火，以助其化赤之令。补中者，开血之源也；导心者，化血之功也；敛脉者，成血之用也。此心火不足之治法，与炙甘草汤、建中汤相近。

## 归脾汤

白术三钱　黄芪三钱　茯神三钱　人参三钱　远志钱半　木香一

中医临床实用经典丛书（大字版）

血证论

钱　甘草二钱，炙　枣仁三钱　当归三钱　桂圆五枚，去壳

心主生血，脾主统血。养荣汤以治心为主，归脾汤以治脾为主，心血生于脾，故养荣汤补脾以益心。脾土生于火，故归脾汤导心火以生脾。总使脾气充足，能摄血而不渗也。

## 养真汤

人参三钱　白术三钱　云苓三钱　甘草钱半　山药三钱　莲米三钱　麦冬三钱　五味八分　黄芪三钱　白芍三钱

煎去头煎，只服二、三煎，取燥气尽去，遂成甘淡之味。盖土本无味，无味即为淡，淡即土之正味也。此方取淡以养脾，深得其旨。

## 小建中汤

桂枝二钱　白芍四钱　甘草二钱　红枣三枚　生姜三片　饴糖一两

虚劳里急诸不足者，五脏阴精阳气俱不足也。故用姜、桂辛温以生阳，用芍、饴酸甘以生阴，大枣、甘草纯甘以补中。使中宫建立，则阳气化而上行，阴气化而下降。细按此方，乃建胃滋脾、以阳生阴之法。归脾汤从此方重浊处套出，补中汤从此方轻清处套出。

## 正元汤

人参附子汁煮　黄芪川芎酒煮　山药干姜煮　白术陈皮煎　云苓肉桂煮　甘草台乌煮，各等份

六药为末，盐汤下。取火烈之品，治平和之药，雄烈之味既

去，诚为温补少火之驯剂。

## 白凤膏

黑嘴白鸭一只　大枣一升　苍术　陈皮　厚朴　甘草各三两
上四味为末，纳枣内，入鸭腹中，陈酒煮烂，食鸭肉。将枣阴
干，随用参汤、白汤化服。鸭乃血肉之品，其性滋阴，酒为五
谷之精，其性和阳。合诸药养脾胃，大收纯和之效。

## 桂枝甘草龙骨牡蛎汤

桂枝三钱　甘草二钱　龙骨三钱　牡蛎三钱
肝寒魂怯，用辛温镇补之品以扶肝而敛魂。心阳上越，肾阳下
泄，此方皆可用之。

## 滑氏补肝散

枣仁三钱　熟地四钱　白术三钱　当归三钱　山茱萸三钱　山药
三钱　川芎一钱　木瓜一钱　独活一钱　五味子五分
肝体阴而用阳，此以酸甘补肝体，以辛甘补肝用。加独活者，
假风药以张其气也。欲其气之鼓荡者，则用独活。顾欲其气之
温敛者，则用巴戟。欲其气之清平者，则用桑寄生。欲其气之
疏达者，则用柴胡、白头翁。诸药皆治风之品，轻重不同，在
人用之得宜。

## 炙甘草汤

人参二钱　地黄二两六钱　麦冬八钱　阿胶二钱　芝麻五钱　炙

中医临床实用经典丛书（大字版）

血证论

草四钱　　大枣三枚　　桂枝三钱　　生姜三钱　　清酒一两

此方为补血之大剂。乡先辈杨西山此方极戒加减，惜未能言明其义。余按此方，即中焦受气取汁，变化而赤是为血之义。姜、枣、参、草，中焦取汁。桂枝入心化气，变化而赤。然桂性辛烈能伤血，故重使生地、麦冬、芝麻以清润之，使桂枝雄烈之气，变为柔和，生血而不伤血。又得阿胶潜伏血脉，使输于血海，下藏于肝。合观此方，生血之源，导血之流，真补血之第一方，未可轻议加减也。时方养荣汤亦从此套出。第养荣汤较温，此方多用生地、麦冬则变为平剂，专滋生血脉。若催乳则无须桂枝，若去桂加枣仁、远志则更不辛烈，若加丹皮、桃仁则能清心化血，加炒栀又是清心凉血之剂，加五味则兼敛肺金。此虽加减而仍不失仲景遗意，又何不可。

## 大补阴丸

熟地八钱　　知母三钱　　黄柏三钱　　龟板四钱

苦寒之品能大伐生气，亦能大培生气。盖阴虚火旺者，非此不足以泻火滋阴。夫人之生气根于肾中，此气全赖水阴含之。若水阴不足，则阳气亢烈，烦逆痿热。方用知、柏折其亢，龟板潜其阳，熟地滋其阴。阴足阳秘，而生气不泄矣。

## 四物汤

生地四钱　　白芍三钱　　川芎二钱　　当归三钱

## 四君子汤

人参三钱　　白术四钱　　云苓四钱　　甘草二钱

## 异功散

即四君子汤加陈皮二钱。

## 八珍汤

即上二方合用也，气血双补之平剂。

## 十全大补汤

即八珍汤加黄芪、肉桂，为温补气血之大剂。

## 当归补血汤

黄芪一两　当归五钱

此方以气统血，气行则血行。外充皮肤，则盗汗身热自除。内摄脾元，则下血崩漏能止。

## 柴胡清骨散

柴胡三钱　青蒿三钱　秦艽三钱　白芍三钱　丹皮三钱　地骨皮三钱　鳖甲三钱　知母二钱　黄芩二钱　甘草一钱　童便少许胡黄连一钱

肝为藏血之脏，又司相火，血足则火温而不烈，游行三焦，达于腠理，莫不得其温养之功。若血虚火旺，内则烦渴淋闭，外则骨蒸汗出，皆肝经相火之为病也。方用骨皮、知母、枯芩、胡黄连、童便大清相火。而又恐外有所郁，则火不能清也，故用柴胡、青蒿、秦艽以达其郁。又恐内有所结，则火不能清也，故用白芍、丹皮、鳖甲以破其结。佐甘草一味以和诸药。

中医临床实用经典丛书（大字版）　血证论

务使肝经之郁结解，而相火清，较逍遥散更优。

## 保命生地散

生地五钱　熟地三钱　枸杞三钱　地骨皮三钱　黄芪四钱　白芍
三钱　甘草二钱　黄芩二钱　天门冬三钱
方取黄芪、甘草入脾统血，余药清润肺肾，以治血之源流，或
血止后用此调养亦宜。

## 猪苓汤

猪苓三钱　泽泻三钱　云苓三钱　滑石三钱　阿胶三钱
此方专主滋阴利水。凡肾经阴虚水泛为痰者，用之立效。取阿
胶润燥，滑石清热，合诸药皆滋降之品，以成其祛痰之功。痰
之根源于肾，制肺者治其标，治肾者治其本。

## 导赤饮

生地黄四钱　木通二钱　甘草梢三钱　竹叶心三钱
季楚重曰：泻心汤用黄连，所以治实邪，责木之有余，泻子以
清母也。导赤散用地黄，所以治虚邪，责水之不足，壮水以治
火也。

## 麻黄人参芍药汤

麻黄一钱　桂枝三钱　黄芪三钱　人参三钱　炙草一钱　当归三
钱　白芍三钱　麦冬三钱　五味子一钱
麻黄、桂枝从外发表，黄芪、草、参从内托里，使内犯之邪皆

167

从外出，自不至乘阴而吐衄矣。然既乱之血，又不可以不治也，故用当归、白芍以和之，麦冬、五味以清之。又按：麻、桂力能发表，表解而血自止，是善用麻、桂之功，非麻、桂自能止血也。况仲景于吐血、衄血，皆忌发汗，用此方者须审其的由外感，非此不解，然后一投即应。设忌发汗而反汗之，又误用麻、桂之过，麻、桂亦不任咎也。

## 止嗽散

桔梗三钱　荆芥三钱　广紫菀三钱　广百部三钱　白前三钱　陈皮三钱　甘草一钱

普明子制此方，并论注其妙，而未明指药之治法。余因即其注而增损之曰：肺体属金，畏火者也，遇热则咳，用紫菀、百部以清热。金性刚燥，恶冷者也，遇寒则咳，用白前、陈皮以治寒。且肺为娇脏，外主皮毛，最易受邪，不行表散，则邪气流连而不解，故用荆芥以散表。肺有二窍，一在鼻，一在喉，鼻窍贵开而不贵闭，喉窍贵闭而不贵开。今鼻窍不通，则喉窍启而为咳，故用桔梗以开鼻窍。此方温润和平，不寒不热，肺气安宁。

## 千金麦门冬汤

麦冬三钱　桔梗二钱　桑皮三钱　半夏二钱　生地三钱　紫菀三钱　竹茹三钱　麻黄一钱　五味一钱　生姜三片　甘草一钱

风寒客于肺中，引痰生火，故用桔梗、桑皮、半夏、生姜以利除痰饮，用生地、紫菀、竹茹、麦冬、五味以清敛火气。然陈寒不除，则痰火旋去而旋生，故以麻黄一味，搜剔陈寒。惟甘草则取调诸药而已。凡寒中包火，火中伏寒，皆能治之。

## 柴胡梅连散

柴胡三钱　人参三钱　黄芩三钱　甘草一钱　黄连一钱　白芍三钱　当归三钱

柴胡汤、逍遥散各半成方，而重在黄连一味，较二方尤擅清火之功。心者肝之子，黄连泻心，实则泻其子。

## 甘桔汤

甘草三钱　桔梗三钱

## 葶苈大枣泻肺汤

葶苈炒香，捣，三钱　大枣擘破，五枚

先圣用药，泻必兼补，故无弊。即如此两方，桔梗以开达肺气，凡咽痛、肺痈排脓，皆主用之，而必君以甘草，以土生金，助其开达之势。葶苈苦寒，力能降泄肺中之气，火热壅肺，水饮冲肺，皆能随其实而泻之，而必君以大枣，使邪去而正不伤。得此意者，可知配合之义。

## 保和丸

知母三钱　贝母三钱　天门冬三钱　款冬花三钱　天花粉三钱　薏苡仁三钱　五味子一钱　甘草一钱　马兜铃三钱　生地黄三钱　紫菀三钱　百合三钱　阿胶三钱　当归三钱　紫苏二钱　薄荷一钱　百部三钱　饴糖二两　生姜三钱

此方药味虽多，而实以润肺清火为主。凡是虚劳咳血，皆肺中阴津不足，火热乘之使然。火壅于内，则皮毛固闭，洒淅而恶寒，易招外感。火盛则水津凝滞，胶结为痰，而气愈不得息，痿咳所以不愈也。方用饴、胶、地、归、百合、百部、甘草、紫菀、花粉、款冬大生津液以润肺，五味、天冬、知母以清肺火。尤恐外寒闭之，则火郁而不清，故佐以姜、苏、薄荷以疏解其郁。痰饮滞之则火阻而不降，故用贝母、苡仁以导利其滞。郁解滞行，火清肺润，咳嗽愈而痿燥除。无论寒久变火，火郁似寒，诸证皆能治之。《十药神书》载此方加减甚详。余谓此方药味已多，如再加减，便杂而无功。对证之方甚伙，何须执此一方苦苦加减，便欲医尽诸病耶？为末，饴糖丸服。

## 泻肺丸

瓜蒌霜三钱　贝母三钱　半夏三钱　郁金二钱　葶苈三钱，炒
杏仁三钱　黄连二钱　黄芩三钱　大黄钱半　甘草一钱
肺部痰火血气壅滞不降，用此方解泄破下，力量最大。是从人参泻肺汤、葶苈大枣、半夏泻心、小结胸等汤割取而成，又加郁金大破血分。药虽猛峻，然果遇实证，非此不克。

## 消化丸

礞石三钱，煅　明矾二钱　牙皂一钱　云苓三钱　陈皮一钱　枳壳一钱　枳实一钱　南星一钱，生　沉香一钱　半夏一钱，生
薄荷一钱　黄芩二钱　神曲二钱　姜汁一钱　饴糖三钱
为末，神曲、姜汁为丸。卧时饴糖拌吞，仰卧则药流入肺，去痰除根。痰即水也，寒郁之，气阻之，火凝之，是以胶黏潮溢

而不能去也。此方以燥降坠利去水为主，而用薄荷以散寒，用黄芩以清火，尤妙。明矾入浊水而能清，牙皂入污垢而能去，二物合用，为涤除痰涎之妙品。诸药猛峻，故用饴糖以缓之。葛可久法，服后即服太平丸以补之。可知泻实亦宜补虚。然遇实证，慎毋畏而不用也。

## 太平丸

天门冬二钱　麦门冬二钱　款冬花二钱　知母二钱　杏仁二钱　熟地黄三钱　生地黄三钱　川黄连一钱　当归三钱　阿胶二钱，蛤粉炒　蒲黄二钱　京墨五分　桔梗二分　薄荷一钱　麝香少许

炼蜜为丸弹子大，食后，薄荷汤化下一丸。义取润肺清金，豁痰止血。诸药显而易见，惟黄连一味是泻心之药，心者肺之贼，泻心即是清肺，乃隔治之法。麝香一味是透窍之药，肺者气之窍，通窍即所以安肺，是从治法。仲景《金匮》亦有上焦得通，津液得下之语。盖上焦通，则津液不凝为痰，下降而火亦随降。葛可久制方，原未证诸仲景，而其义有可通，故引证之。第此方治肺，取滋利宣通，上焦虚、枯、滞、涩者皆宜，若下焦阴虚则大不宜。盖下焦之病宜敛藏，用宣通法，又其所忌。

## 二陈汤

半夏三钱　陈皮三钱　茯苓三钱　甘草二钱

此方为去除痰饮之通剂。痰之本，水也，茯苓治水，以治其本。痰之动，湿也，茯苓渗湿以镇其动。其余半夏降逆、陈皮顺气，甘草调中，皆取之以为茯苓之佐使耳。故仲景书，凡痰

171

多者俱加茯苓，呕者俱加半夏。今人不穷古训，以半夏为去痰专品，不知半夏非不去痰，而辛降之气最甚，究属降气之主。故凡用药，不可失其真面也。

## 紫菀散

紫菀三钱　人参二钱　知母二钱　贝母二钱　桔梗二钱　茯苓三钱　阿胶二钱　五味一钱　甘草一钱

肺痿咳痰，取参、草、胶、菀以滋补肺阴，又用知母以清其火，五味以敛其气，桔梗、贝母、茯苓以利其痰，火、气、痰三者俱顺，则肺愈受其益。此较保和汤、救肺汤，又在不清不浊之间，用方者随宜择取。

## 礞石滚痰丸

礞石三钱　黄芩三钱　大黄三钱　沉香三钱

痰者，水之所结也。肺胃火盛，煎灼其水，则凝而为痰。与饮同主于水，而饮则动于寒，故清而不稠，痰则熬以火，故黏而难下。王隐君制此方，用黄芩清肺中无形之火，用大黄泻胃中实积之火，此治痰先清火，所以治其源也。然痰本水湿所成，故佐以礞石之悍燥以除水。痰之所留，气即阻而不利，故用沉香以速降之。二黄得礞石、沉香，则能迅扫直攻老痰巢穴，浊垢之处，而不少留，此滚痰之所由名也。

为末，水丸，姜汤下。仰卧，忌饮食半日。若喉间黏壅，乃病药相拒，少顷药力到自愈。方虽猛峻，然顽痰变见诸怪证，非此不治。

## 旋覆代赭石汤

人参三钱　甘草二钱　半夏三钱　生姜三钱　大枣五枚　赭石三钱，煅　旋覆花三钱，炙

　　此方治哕呃，人皆知之，而不知呃有数端，胃绝而呃不与焉。一火呃，宜用承气汤。一寒呃，宜理中汤加丁香、柿蒂。一瘀血滞呃，宜大柴胡加桃仁、丹皮。

　　此方乃治痰饮作呃之剂，与诸呃有异，不得见呃即用此汤也。方取参、草、大枣以补中，而用生姜、旋覆以去痰饮，用半夏、赭石以镇逆气。中气旺则痰饮自消，痰饮清则气顺，气顺则呃止。治病者贵求其本，斯方有效，不为古人所瞒。兼火者，可加麦冬、枯芩。兼寒者，可加丁香、柿蒂。痰多者，加茯苓。盖既得其真面，然后可议加减。

## 温胆汤

半夏三钱　云苓三钱　陈皮二钱　甘草钱半　竹茹三钱　枳壳钱半

二陈汤为安胃祛痰之剂，竹茹以清膈上之火，加枳壳以利膈上之气。总求痰气顺利，而胆自宁，温之实清之也。用治痰气呕逆为宜。

## 真武汤

白术三钱　茯苓三钱　白芍三钱　生姜三钱　附子炮，三钱

水饮者，肾之所主也。肾阳化水，则水下行而不泛上，故用附子入肾补阳，以为镇管水气之主。治水者土也，用苓、术以防

之。白芍苦降，从其类以泻之。生姜辛散，循其末而宣之。合之宣泻防制，水有所宰，而自不动矣。故取此方真武水神以名汤。

## 苓桂术甘汤

茯苓五钱　桂枝三钱　白术五钱　甘草三钱，炙

　　甘草、白术填中宫以塞水，茯苓以利之，桂枝以化之，水不停而饮自除，治水气凌心大效。盖桂枝补心火，使下交于肾，茯苓利肾水，使不上凌心。

　　其实茯苓是脾药，土能治水，则水不克火也。

　　桂枝是肝药，化水者肝，为肾之子，实则泻其子，而肝又主疏泄，故有化水气之功。补心火者，虚则补其母，肝为心火之母，而桂又色赤入心也。

　　发汗亦用桂枝，借木气之温，以散布外达也。其降冲逆亦用桂枝者，以冲脉下属于肝，内通于肾，桂枝温肝气以引之，化肾水以泄之。凡下焦寒水攻发，冲阳上浮者，往往佐苓、夏以收功。

　　须知桂枝其色赤，其气温，纯得水火之气，助火化水是其所长。如无寒水而用之，发热动血，阳盛则毙，仲景已有明戒，不可不凛，失血之家尤宜慎用。

　　或曰：仲景炙甘草汤是补血药，而亦未尝忌用桂枝，何也？曰：此正仲景慎于用桂枝处。方义以中焦取汁，变赤为血，不得不用桂枝助心火以化赤。然即恐桂枝伤血，故用桂极少，而用麦冬、地黄极多，以柔济刚，用桂而能制桂。仲景如此之慎，可知失血家不可轻用桂也。

中医临床实用经典丛书（大字版）　血证论

## 二加龙骨汤

龙骨三钱，煅　牡蛎三钱　白薇三钱　附子钱半，炮　白芍三钱
甘草一钱　大枣三枚　生姜三片

此方乃清散上焦、温补下焦之药。方用甘、枣从中宫以运上下；姜、薇清散，使上焦之火不郁；附、芍、龙、牡温敛，使下焦之火归根。合观其方，以温为正治，以清为反佐。真寒假热，虚阳上浮为对证。陈修园极赞其妙，今人不察，往往误用，惜哉！

## 团鱼丸

川贝母　知母　前胡　柴胡各五钱　团鱼重十二两

同煮，先取肉汁食之，次将药渣焙干为末，鱼骨煮汁，丸梧子大，麦冬汤下。团鱼乃甲虫之长，能破肝之癥结，肉亦带酸，入肝养阴。合清利痰火、疏理凝滞之品，凡肝经血郁、气郁、火郁、痰郁，以致骨蒸咳嗽者，此丸力能治之。盖此丸以调肝者利肺，金木交和，则血气清宁，痨瘵不作。

## 月华丸

天门冬三钱　麦门冬三钱　生地黄三钱　山药二钱　百部三钱
川贝母三钱　云茯苓五钱　白菊花二钱　沙参三钱　阿胶三钱
三七二钱　桑叶三钱　獭肝一具

獭肝随月变形，每月生一叶，正月则合为一叶，以其变化不测，而性又能杀虫，凡痨虫隐伏幻怪者，亦以此幻怪之物治之，乃自古相传之灵药。方名月华，实以此药命名。而虫所由

生，则由于瘀血所变，故用三七以化瘀。血之所以化虫者，又由于痰热所蒸，故用余药润利，以清痰火。但取杀虫，则獭肝一味已足。但取消瘀，则三七一味已足。而必多其品物者，攻补兼行，标本兼治，乃为全胜之师也。

## 生化汤

当归三钱　川芎二钱　黑姜一钱　桃仁三钱　甘草一钱　益母草三钱

血瘀能化之，则所以生之也，产后多用。

## 止衄散

生地五钱　白芍三钱　黄芪三钱，炙　赤苓三钱　当归三钱　阿胶二钱

生地凉血，当归和血，白芍降血，阿胶秉阿水潜行地中之性，能潜伏血脉，此最易见者也。妙在黄芪运气摄血，则血不外泄。赤苓渗水利气，则引血下行。但黄芪一味，气虚者得之，则鼓动充满，而血得所统矣。设气实者得之，以水济水，以涂附涂，益气横决，愈逼血妄行矣。此用方者，所以贵有加减。

## 生地黄散

生地五钱　川芎钱半　黄芩三钱　侧柏叶三钱　桔梗二钱　栀子二钱　蒲黄三钱　阿胶二钱　白茅根三钱　丹皮三钱　白芍三钱　甘草钱半　童便一杯　莱菔汁一杯

此方以治肝为主，以肝主血故也。而亦兼用心肺之药者，以心主火，治火必先治心。肺主气，降气必先清肺。为凉血止血之

通剂，方义虽浅而易效。

## 地骨皮散

生地黄三钱　当归三钱　川芎一钱　白芍三钱　牡丹皮三钱　地骨皮三钱

柯韵伯曰：阴虚者阳凑之，故热。仲景言阴弱则发热，阳气陷入阴中，必发热。然当分三阴而治之：阳邪陷入太阴脾部，当补中益气汤以升举之，清阳复位而火自熄也。若陷入少阴肾部，当六味地黄丸以对待之，壮水之主而火自平也。陷入厥阴肝部，当地骨皮饮以凉补之，血有所藏而火自安也。四物汤为肝家滋阴调血之剂，加地骨皮清志中之火以安肾，补其母也；加牡丹皮，清神中之火以凉心，泻其子也。二皮凉而不润，但清肝火，不伤脾胃，与四物加知、柏之苦寒者不同。故逍遥散治肝火之郁于本脏者也，木郁达之，顺其性也。地骨皮饮，治阳邪之陷于肝脏者也，客者除之，勿纵寇以遗患也。二者皆肝家得力之剂。

## 归脾汤

白术三钱　黄芪三钱　茯神三钱　人参三钱　远志一钱　木香一钱　枣仁二钱　龙眼三枚，去壳　当归四钱　炙草二钱

## 回龙汤

每自己小便，每去头尾，接用一碗，乘热服。化血清火，自还神化，为血证妙药。与秋石不同，万勿服秋石。

# 第八卷 方解下

## 古今方共九十三条

### 玉女煎

熟地五钱　石膏三钱　知母三钱　麦冬三钱　牛膝三钱

　　陈修园力辟此方之谬，然修园之所以短于血证者即此。可见，夫血之总司在于胞室，而胞宫冲脉上属阳明。平人则阳明中宫化汁变血，随冲脉下输胞室。吐血之人，胞宫火动气逆，上合阳明，血随而溢，咳嗽不休，多是冲阳上合阳明，而成此亢逆之证。

　　方用石膏、冬、母以清阳明之热，用牛膝以折上逆之气，熟地以滋胞宫之阴，使阳明之燥平，冲脉之气息，亢逆之证乃愈矣。景岳制此方，曾未见及于此，修园又加贬斥，而王士雄以为可治阴虚胃火齿痛之症，皆不知此方之关冲脉，有如是之切妙也。麦门冬汤治冲逆，是降痰之剂。此方治冲逆，是降火之剂。

### 圣愈汤

即四物汤加黄芪、人参。

中医临床实用经典丛书（大字版）

血证论

## 参苏饮

人参五钱　苏木四钱

治吐衄产后，跌打损伤，瘀血干肺，鼻起烟煤，面目茄色。盖谓肺金气足，则制节下行，血不独不能犯肺脏，而亦不能犯肺之气分也。今不独干犯气分，瘀血上行，并直犯肺脏。血者肝木所司，金气将绝，木乃敢侮之，肺气已敝，血乃得乘之。方取苏木秉肝木之气，色赤味咸以破血，是治肝以去肺之贼。而急用人参生津调肺以补气，使肺气一旺，则制节自行，而血不得犯之矣。

## 参附汤

人参一两　附子八钱

人之元气，生于肾而出于肺。肺阴不能制节，肾阳不能归根，则为喘脱之证。用附子入肾以补阳气之根，用人参入肺以济出气之主，二药相济，大补元气。气为水之阳，水即气之阴，人参是补气之阴，附子是补水之阳。知此，则知一切补气之法。

## 通脾泄胃汤

黄柏三钱　元参三钱　防风三钱　大黄一钱　知母三钱　炒栀子三钱　石膏三钱　茺蔚三钱

此方乃通治眼目外瘴之方，借治目衄亦宜。方取诸品清热泻火，使火不上熏，则目疾自除。而防风一味，独以去风者治火，火动风生，去风则火势自熄。茺蔚一味，又以利湿者清热，湿蒸热遏，利湿则热气自消。

## 通窍活血汤

赤芍三钱　川芎一钱　桃仁三钱　红花一钱　老葱三钱　生姜三片　大枣三枚　麝香少许　黄酒一杯

大枣、姜、葱散达升腾，使行血之品达于巅顶，彻于皮肤。而麝香一味，尤无所不到，以治巅顶胸背皮肤孔窍中瘀血，诚有可取。王清任《医林改错》论多粗舛，而观其一生所长，只善医瘀血。此汤亦从小调经套来，故可采。

## 防风通圣散

大黄钱半　芒硝三钱　防风三钱　荆芥二钱　麻黄一钱　炒栀子三钱　白芍三钱　连翘一钱　川芎一钱　当归三钱　甘草一钱　桔梗二钱　石膏三钱　滑石三钱　薄荷一钱　黄芩三钱　白术三钱

　　吴鹤皋曰：防风、麻黄解表药也，风热之在皮肤者，得之由汗而泄。荆芥、薄荷清上药也，风热之在巅顶者，得之由鼻而泄。大黄、芒硝通利药也，风热之在肠胃者，得之由后而泄。滑石、栀子水道药也，风热之在决渎者，得之由溺而泄。风注于膈，肺胃受邪，石膏、桔梗清肺胃药也，而连翘、黄芩又所以祛诸经之游火。风之为患，肝木主之，川芎、归、芍和肝血也，而甘草、白术所以和胃气而健脾。

　　此方除硝、黄名双解散，谓表里两解，卫营俱和也。本方名通圣散，极言功用之妙耳。余按：此方治表里实热，外无汗，内便坚之症。无论何证，通治一切，亦不但治中风也。

## 千金苇茎汤

苇茎五钱　苡仁三钱　桃仁三钱　瓜瓣即冬瓜仁，三钱

## 瓜蒂散

甜瓜蒂三钱　赤小豆三钱

为末，香豉汤下。上二方，皆取破泄宣吐，虚人量服。

## 白散方

川贝母三钱　巴豆炒黑，一钱　桔梗三钱

共为末，服一字。在膈上则吐，在膈下则泻。不泻，进热粥；泻不止，进冷粥。

## 人参清肺汤

人参三钱　阿胶二钱　地骨皮三钱　知母三钱　乌梅三枚　甘草一钱，炙　大枣三枚　桑白皮三钱　粟壳一钱　杏仁三钱

治肺虚咳嗽喘急、吐血下血等症。方取参、草、大枣补土生金，以保定其肺。阿胶、知母佐其滋润，骨皮、桑皮泻其火热。肺为司气之脏，肺中清润，则气自下降，而得其敛藏之性，痰血不得干之也。再用杏仁以利之，乌梅、粟壳以收之，总使肺得其制节，斯无诸病矣。此与太平丸、保和汤、紫菀散、人参泻肺、清燥救肺诸汤相为表里，用者可以推类尽致。

## 宁肺桔梗汤

桔梗二钱　贝母三钱　当归三钱　瓜蒌霜三钱　黄芪四钱　枳壳一钱

甘草一钱　防己二钱　百合三钱　桑白皮三钱　苡仁三钱　知母三钱

五味子一钱　地骨皮三钱　杏仁三钱　葶苈子二钱　生姜三钱

治肺痈，无论已溃未溃，及肺胀等症。补泻兼行，使痰火、血气、浓水俱从下泄，而肺以安宁。

## 丹皮汤

丹皮三钱　瓜蒌三钱　桃仁三钱　朴硝二钱　大黄一钱

内痈乃热毒结血而成，毒去，其血热亦随去。瓜蒌以解气结，桃仁、丹皮以破血结，硝、黄兼下气血之结，结除而痈自去矣。

## 赤豆薏苡汤

赤豆芽三钱　苡仁三钱　防己二钱　甘草一钱

脓者，血化为水也。故排脓之法，总不外破血利水。赤豆芽入血分以疏利之，助其腐化；苡仁、防己即从水分排逐其脓；甘草调和数药，使得各奏其效。此为治痈脓大法门，方难尽载，从此可以类推。

## 人参固本汤

人参三钱　熟地三钱　生地三钱　白芍三钱　天冬三钱　五味五分　知母二钱　陈皮三钱　麦冬三钱　炙草一钱

此方滋养肺胃，兼输肾水。名曰固本，谓胃为肺之本，肺为肾之本，而肾又为生气之本。三脏互相灌溉，则根本固而虚热清，蒸热、咳喘、回食诸症自然不生。

## 当归六黄汤

生地五钱　熟地三钱　黄连二钱　黄芩三钱　黄柏二钱　黄芪五钱　当归三钱

陈修园曰：阴虚火扰之汗，得当归、地黄之滋阴，又得黄连、黄芩之泻火，则蒸汗之本治矣。此方之妙，全在苦寒，寒能胜热，而苦复能坚之。又恐过于苦寒，伤其中气。中者，阴之守也，阴虚则火愈动，火愈动则汗愈出。尤妙在大苦大寒队中倍加黄芪，领苦寒之性尽达于表，以坚汗孔，不使留中为害。

谨按：修园此论皆是，惟言黄芪领苦寒之性尽达于表，不使留中为害，则差毫厘。盖药之救病，原于偏寒偏热。治偏寒偏热之病，自必用偏寒偏热之药。此方大治内热，岂寒凉之药能尽走皮肤，而不留中者乎？况黄芪是由中以托外之物，非若麻黄直透皮毛，而不留中也。吾谓内热而蒸为汗者，此为对症。如果外热而内不利寒凉药者，则归脾汤、当归补血汤加减可也。

## 凉血地黄汤

生地四钱　当归三钱　甘草钱半　黄连二钱　炒栀子一钱　元参三钱　黄芩二钱

此方纯是凉心。血者，心之所生，凉心即是凉血。

## 田螺捻子

田螺三枚　冰片五分　白矾五分　硇砂一钱

捣和米糊为捻子，能化腐去瘀肉，枯血痣。用处少。

## 仙方活命饮

穿山甲三片　皂荚刺一钱　当归尾二钱　草节一钱　乳香二钱
金银花二钱　赤芍药二钱　天花粉二钱　没药二钱　防风三钱
贝母二钱　白芷二钱　陈皮二钱　黄酒少许

此方纯用行血之药，加防风、白芷使达于肤表，加山甲、皂刺，使透乎经脉。然血无气不行，故以陈皮、尖贝散利其气。血因火而结，故以银花、花粉清解其火。为疮症散肿之第一方，诚能窥及疮由血结之所以然，其真方也。第其方乃平剂，再视疮之阴阳，加寒热之品，无不应手取效。

## 托里消毒散

皂荚刺二钱　甘草二钱　桔梗二钱　白芷三钱　川芎一钱　黄芪三钱　金银花三钱　当归三钱　白芍三钱　白术三钱　人参三钱　云苓三钱

疮之结肿，血凝也。疮之溃脓，血化为水也。夫血与毒结而不散故凝，凝则气阻而为痛。欲去其凝，仍是以气制之，使气与血战，以阳蒸阴，则阴血从阳化而为水。水即气也，气化则为水，此化脓之说也。是方四君、黄芪大补中气，而以解毒和血之品佐其变化，为助气战血之大剂。本此意以加减进退，则得之矣。

## 麦冬养荣汤

人参三钱　麦冬三钱　五味一钱　当归三钱　白芍三钱　生地三

钱　知母二钱　陈皮三钱　黄芪三钱　甘草一钱

壮火食气，则气热而血失所养，故用麦冬、知母以清火。火清气平则阳不乘阴，血于是安，故亦名养荣。人参养荣汤所以用远志、桂尖者，助心火以化血。此汤所以用知母、寸冬者，清胃火以宁血也。

## 大枫丹

大枫子肉三钱　土硫黄二钱　枯矾一钱　明雄二钱

共为末，过灯油，调搽癣痒各疮。

## 黎洞丸

三七一钱　大黄一钱　阿魏一钱　儿茶一钱　竹黄一钱　血竭三钱　乳香三钱　没药三钱　雄黄二钱　羊血心血，二钱　冰片少许　麝香少许　牛黄三分　藤黄二分

消瘀定痛，降气止血。各药气味形质，皆精气所结，非寻常草木可比，故能建大功。

## 当归地黄汤

当归五钱　熟地四钱　川芎一钱　白芍三钱　防风三钱　白芷三钱　藁本二钱　细辛五分

治风先治血，血行风自灭。无论热风、寒风，风总属阳。天地之噫气，常以肃杀而为心，犯人血分，则为痛、为肿、为强硬。血行，则风在血分者随之而行，故治风先治血也。方取四物汤，补血以为去邪之本，而加祛风之药，以令邪外出。法浅而易效，头目顶脊诸风，可以治之。

## 防风芎归汤

生地五钱　　当归三钱　　川芎一钱　　甘草一钱　　防风三钱

补血祛风，药无多而义易见，加减得宜，尤效。

## 化腐生肌散

儿茶一钱　　乳香二钱　　没药二钱　　血竭二钱　　三七一钱　　冰片少许　　麝香少许

去瘀血即是化腐之法，干水即是提脓之法，活血即是生肌之法，方主化腐去瘀。欲提脓者，加枯矾、龙骨。欲生肌者，加珍珠、人参。识透立方之意，则加减可以随人。

## 乌梅丸

黄柏二钱　　黄连八钱　　桂枝二钱　　附子二钱　　细辛二钱　　当归二钱　　花椒二钱　　人参二钱　　乌梅十枚　　干姜三钱

共为末，蜜捣千槌为丸，米饮下。温肝敛木，化虫止利，真神方也。

## 橘核丸

橘核三钱　　吴萸二钱　　香附三钱　　楝子三钱　　楂核三钱　　荔核三钱　　小茴二钱

共为细末，寒食面为丸，淡盐汤送下。治小腹疝痛结气等症。

## 当归导滞汤

大黄一钱　　当归三钱　　麝香少许　　丹皮三钱　　桃仁三钱　　红花一钱　　白芍三钱　　乳香三钱　　没药三钱　　生地三钱　　桂枝三钱　　柴

胡二钱　黄芩三钱　枳壳一钱　甘草一钱

跌打损伤，内外瘀血，以此汤行之。此通窍活血、桃仁承气、小柴胡、小调经诸汤之义，参看自明，不须赘说。

## 十味参苏饮

人参三钱　紫苏三钱　半夏三钱　云苓三钱　陈皮二钱　桔梗二钱　前胡二钱　葛根二钱　枳壳一钱　甘草一钱　生姜三片

肺之气生于胃，故用甘草、人参补胃生津以益肺。肺气旺则能上行，外达内输，下降而不郁矣。故凡治肺之方，类以人参为主，然能补津生气，而不能治气之郁也。风寒外束，则气蕴于内，不能上行外达，故用紫苏、前胡、粉葛、生姜以发散之。痰饮内停，则气逆于上，不能内输下降，故用夏、苓、桔、枳、陈皮以渗降之。合计此方，乃疏散风寒、降利痰水之平剂，而咳血、衄血、气喘之症，及跌打血蕴气分，皆借用之。亦借疏利之功，使郁滞去而血自不遏。

## 玉烛散

生地五钱　当归三钱　川芎二钱　白芍三钱　朴硝二钱　大黄一钱　生姜三片

治跌打瘀血，发渴，身痛，便闭。取四物以补调其血，而朴硝、大黄逐瘀去闭。妙在生姜一味，宣散其气，使硝、黄之性不徒直下，而亦能横达，俾在外在内之瘀一并廓清。

## 竹叶石膏汤

淡竹叶五钱　石膏五钱　人参二钱　甘草一钱　麦冬三钱　半夏

二钱　生姜三片　粳米四钱

口之所以发渴者，胃中之火热不降，津液不升故也。方取竹叶、石膏、麦冬以清热，人参、甘草、粳米以生津。妙在半夏之降逆，俾热气随之而伏；妙在生姜之升散，俾津液随之而布。此二药在口渴者本属忌药，而在此方中则转为止渴，非二药之功，乃善用二药之功也。

## 黄土汤

灶心土三钱　甘草一钱　白术三钱　熟地三钱　黄芩二钱　阿胶二钱　附子钱半，炮

血者，脾之所统也。先便后血乃脾气不摄，故便行气下泄，而血因随之以下。方用灶土、草、术建补脾土，以为摄血之本。气陷则阳陷，故用附子以振其阳。血伤则阴虚火动，故用黄芩以清火。而阿胶、熟地又滋其既虚之血。合计此方，乃滋补气血，而兼用温清之品以和之，为下血崩中之总方。古皆目为圣方，不敢加减。吾谓圣师立法，指示法门，实则变化随宜。故此方热证可去附子，再加清药；寒证可去黄芩，再加温药。

## 赤小豆当归散

赤豆芽三钱　当归三钱

此治先血后便，即今所谓脏毒，与痔疮相似。故用当归以活血，用赤豆色赤入血分，发芽则能疏利血中之结，使血解散，则不聚结肛门。赤豆芽又能化血成脓，皆取其疏利之功，痈脓故多用之。俱用浆水服。

## 解毒汤

大黄一钱　黄连三钱　黄芩三钱　黄柏二钱　栀子炒，三钱　赤芍二钱　枳壳一钱　连翘一钱　防风三钱　甘草一钱

解毒者，谓解除脏毒也。脏毒由火迫结在肛门，故用泄火之药极多。其用赤芍者，兼行其血，血行则火无所着。用枳壳者，兼行其气，气行则火自不聚。而火势之煽，每扶风威，故以防风去风以熄火，且防风上行外达，使火升散，则不迫结肛门。此即仲景白头翁汤之意。

## 清胃散

生地三钱　当归三钱　丹皮三钱　黄连二钱　升麻一钱　甘草一钱

方治脏毒，义取清火。而升麻一味，以升散为解除之法，使不下迫，且欲转下注之热，使逆挽而上，不复下注。目疾口舌之风火，亦可借其清火升散以解。升麻与葛根黄芩汤相仿。

## 槐角丸

槐角三钱　地榆二钱　黄连一钱　黄芩三钱　黄柏三钱　生地三钱　当归三钱　川芎一钱　防风二钱　荆芥二钱　侧柏二钱　枳壳二钱　乌梅三枚　生姜一钱，汁

世谓肠风下血，问肠何以有风？则以外风由肺伤入大肠，内风由肝煽动血分。方用清火和血之药，亦系通治血病之泛法。惟防风、生姜以祛外来之风，乌梅、荆芥以治内动之风，为肠风立法。本于仲景白头翁及葛根诸汤之意。

## 葛根黄连黄芩汤

葛根三钱　黄连二钱　黄芩三钱　甘草一钱

治协热下利便血等症。用芩、连以清热，用葛根升散，使下陷之邪仍达于上，出于表，则不迫协于下矣。喻嘉言治痢心得，逆流挽舟之法，仲景此汤，实该其意。能从此变化，而治痢思过半矣。

## 龙胆泻肝汤

木通一钱　泽泻二钱　柴胡二钱　车前子三钱　生地黄三钱　甘草钱半　当归三钱　黄芩三钱　炒栀子二钱　龙胆草二钱

## 泻青丸

龙胆草三钱　大黄一钱　川芎一钱　当归三钱　羌活二钱　炒栀子二钱　防风二钱　竹叶一钱

## 济生乌梅丸

僵蚕三钱　乌梅五枚

醋丸。

## 脏连丸

熟地五钱　山萸三钱　山药三钱　云苓三钱　泽泻三钱　丹皮三钱　黄连二钱

入猪大脏肠内，同糯米蒸熟，去米，捣肠与药为丸，淡盐汤下。

## 断红丸

鹿茸三钱　附子二钱　当归五钱　续断三钱　黄芪五钱　阿胶三钱　侧柏叶三钱

醋丸。


## 地榆散

地榆三钱　当归四钱　白芍三钱　黄芩三钱　黄连钱半　炒栀子二钱　犀角一钱　薤白二钱

地榆治下血，薤白治后重逼胀，余药乃凉血常品。


## 四逆散

川柴胡三钱　枳壳二钱　白芍三钱　甘草钱半

四肢厥冷，谓之四逆。仲景四逆汤，皆用温药，乃以热治寒之正法。至四逆散，则纯用清疏平和之品，亦能治四肢厥冷者，何也？盖虚寒固有四逆症，亦有热遏于内，不得四达，而亦四逆者。实热内伏，热深厥亦深，非芩、连、大黄不克。虚热内伏，非玉烛散、玉女煎不退。若是腠理不和，遏其阳气，则但用四逆散。枳壳、甘草解中土之郁，而白芍以调其内，柴胡以达于外，斯气畅而四肢通，自不冷厥矣。此汤与小柴胡转输外达相似，又疏平肝气，和降胃气之通剂，借用处尤多。


## 五苓散

白术三钱　云苓三钱　猪苓三钱　泽泻三钱　桂枝三钱

仲景此方，治胸满发热，渴欲饮水，小便不利，而用桂枝入心以化胸前之水结，余皆脾胃中州之药，使中上之水得通于下则小便利，散于上则口渴除，达于外则身热解。今遇小便不利，便用五苓散，虽云桂入膀胱化气，然桂实心肝之药，火交于水，乃借治法，不似附子、台乌，本系膀胱正药也。且阴水可用，而阳水绝不可用。

## 平胃散

厚朴二钱　陈皮二钱　苍术三钱　甘草钱半

## 石莲汤

人参钱半　黄芩三钱　黄连二钱　石莲即莲米有黑壳者，三钱

胃火甚，则拒格不纳食，用芩、连以清火，用人参、石莲以补胃，故治噤口不食。

## 大清凉散

木通一钱　泽兰二钱　车前子三钱　甘草梢一钱　白僵蚕三钱
金银花二钱　蝉蜕五钱　全蝎一钱　川黄连二钱　炒栀子三钱
五味子五钱　龙胆草二钱　当归三钱　生地三钱　天门冬三钱
麦门冬三钱　牡丹皮三钱　黄芩三钱　知母三钱　黄酒三钱　蜂
蜜三钱　童便一杯　泽泻三钱

诸药清热利水，使瘟毒伏热从小便去。妙三虫引药及酒达于外，使外邪俱豁然而解，是彻内彻外之方。

## 左归饮

熟地八钱　山药三钱　枸杞三钱　甘草钱半　茯苓四钱　山

萸三钱

《难经》谓：左肾属水，右肾属火。景岳此方，取其滋水，故名左归。方取枣皮酸以入肝，使子不盗母之气。枸杞赤以入心，使火不为水之仇。使熟地一味，滋肾之水阴。使茯苓一味，利肾之水质。有形之水质不去，无形之水阴亦不生也。然肾水实仰给于胃，故用甘草、山药从中宫以输水于肾。景岳方多驳杂，此亦未可厚非。

## 血府逐瘀汤

当归三钱　生地三钱　桃仁三钱　红花一钱　枳壳一钱　赤芍三钱　柴胡二钱　桔梗二钱　川芎一钱　牛膝二钱　甘草一钱

王清任著《医林改错》论多粗舛，惟治瘀血最长，所立三方，乃治瘀活套方也。一书中惟此汤歌诀"血化下行不作痨"句颇有见识。凡痨所由成，多是瘀血为害，吾于血症诸门，言之綦详，并采此语以为印证。

## 膈下逐瘀汤

五灵脂三钱　当归三钱　川芎一钱　桃仁三钱　赤芍二钱　乌药二钱　牡丹皮三钱　玄胡二钱　甘草一钱　香附三钱　红花一钱　枳壳一钱

王清任立方，即当芎失笑散意，治中下焦瘀血可用。王清任极言瘀血之证最详，而所用药则仍浅近，然亦有可用云。

## 土瓜根汤

桂枝三钱　白芍　土瓜根　䗪虫

## 大黄甘遂汤

大黄二钱　甘遂一钱　阿胶三钱

大黄下血，甘遂下水，君阿胶滋水与血以补之，泻不伤正。水血交结者，须本此法治之。

## 代抵当汤

大黄一钱，酒炒　莪术一钱　山甲珠三片　红花一钱　桃仁三钱　丹皮三钱　当归三钱　牛膝二钱　夜明砂三钱

山甲攻血。夜明砂是蚊被蝙蝠食后所化之粪，蚊食人血，蝙蝠食蚊，故粪能去血，啮死血。余药破下，务使瘀血不留。

## 化滞丸

巴豆一钱，去油　三棱二钱　莪术二钱　青皮一钱　陈皮一钱　黄连三钱　半夏三钱　木香二钱　丁香一钱

蜜丸。攻一切寒热气滞之积。

## 大黄䗪虫丸

大黄一钱　黄芩二钱　甘草一钱　桃仁三钱　杏仁三钱　白芍二钱　干漆一钱　虻虫一钱　水蛭三钱　䗪虫二钱　蛴螬二钱　地黄二钱

蜜丸，酒服。治干血痨。旧血不去，则新血断不能生。干血痨，人皆知其极虚，而不知其补虚正是助病，非治病也。必去其干血，而后新血得生，乃望回春。干血与寻常瘀血不同，瘀血尚可以气行之，干血与气相隔，故用啮血诸虫以蚀之。

中医临床实用经典丛书（大字版）

血证论

## 金蟾丸

干虾蟆三钱　胡黄连二钱　鹤虱二钱　雷丸二钱　芦荟二钱　肉豆蔻二钱　苦楝根二钱　芜荑二钱　雄黄二钱

治小儿疳虫，男子湿热所生之瘘虫，以此杀之。夫瘘虫有二，血化之虫，灵怪难治，必用鳖甲、鳗鱼、獭肝、百部、麝香诸灵药，而再加和血之品，以除其根，乃能克之。湿热之虫蠢而易治。用此方，即仿乌梅丸之意，而妙在干虾蟆，雄黄亦灵药，故治虫最效。

## 白头翁汤

白头翁三钱　甘草二钱　阿胶三钱　青皮三钱　黄连三钱　黄柏三钱

清风火，平肝治痢。

## 移尸灭怪汤

山萸肉三钱　人参三钱　当归三钱　虻虫一钱　水蛭一钱　晚蚕沙三钱　乳香三钱

蜜丸，日服三次，共重一两，七日而传尸之虫灭迹。夫瘘虫者，瘀血所化也，死而传染家人，亦染于血分，聚血为巢，生子蚀血。故虻虫、水蛭下血即能下虫，此乃治虫之根，而蚕沙、乳香、枣皮又以味杀之。人参、当归则助正气以祛邪，为攻补兼施之法。《辨证奇闻》论皆循末忘本，惟此丸能知血化为虫之所以然，而其自注却未能及此，毋亦象罔乃得元珠哉。

## 紫参汤

紫参三钱　甘草八钱

先煮紫参，后入甘草，温服。

## 当归四逆汤

当归三钱　白芍三钱　桂枝二钱　细辛一钱　生姜三钱　大枣四

枚　木通一钱

治手足痹痛寒冷。

## 抵当汤

大黄二钱　桃仁三钱　虻虫三钱　水蛭三根

## 琥珀散

琥珀一钱　三棱一钱　莪术一钱　丹皮二钱　肉桂一钱　延胡索

一钱　乌药一钱　当归三钱　赤芍三钱　生地三钱　刘寄奴三钱

方主行气下血，使经通而石瘕去。

## 叶氏养胃汤

麦冬三钱　扁豆三钱　玉竹三钱　甘草一钱　沙参三钱　桑叶三钱

清平甘润，滋养胃阴，在甘露饮、救肺汤之间。

## 脾约丸

麻仁三钱　白芍三钱　大黄一钱　枳壳一钱　厚朴二钱　杏仁三钱

为末，蜜丸，润利大便。

中医临床实用经典丛书（大字版）

血证论

## 三物汤

厚朴二钱　枳壳一钱　大黄一钱

## 附子汤

附子五钱，炮　人参三钱　白术三钱　云苓三钱　白芍三钱

此仲景温肾之主剂。附子色黑大温，能补肾中之阳。肾阳者，水中之阳。泄水之阳者，木也，故用白芍以平之；封水之阳者土也，故用白术以填之。水中之阳，恐水邪泛溢则阳越，茯苓利水，俾阳不因水而泛，阳斯秘矣。水中之阳，若无水津以养之，则阳不得其宅，故用人参以生水津，使养阳气。阳得所养，阳斯冲矣。六味、左归补肾阴以养气之法，都气丸所以得名也。附子汤、肾气丸补肾阳以生气化气之法。

## 栀子豆豉汤

栀子五钱　淡豆豉五钱

服后得吐为快。

## 甘麦大枣汤

大枣五枚　甘草三钱　小麦五钱

三药平和，养胃生津化血。津水血液，下达子脏，则脏不燥，而悲伤太息诸症自去。此与麦门冬汤，滋胃阴以达胞室之法相似，亦与妇人乳少，催乳之法相似。乳多即是化血之本，知催乳法，则知此汤生津润燥之法。

## 桃奴散

肉桂一钱　五灵脂三钱　香附子三钱　砂仁一钱　桃仁三钱　延胡索三钱　桃奴三钱　雄鼠屎一钱

## 三一承气汤

芒硝三钱　大黄二钱　枳壳钱半　厚朴二钱　甘草一钱

攻下火结之通剂。

## 都气丸

熟地五钱　山药三钱　云苓三钱　丹皮三钱　山萸肉三钱　泽泻三钱　五味子一钱

人身呼吸之气，司于肺而实根于肾。此气乃肾中一点真阳，而深赖肾中之水阴充足，涵阳气而潜藏于下，故气出口鼻，则有津液。气着于物，则如露水。以气从水中出，水气足，故气亦带水阴而出。其纳入于肾也，有水封之，而气静秘，故肾水足者，其气细。龙能蛰，龟能息，世传仙术，有五龙蛰，有龟息，皆是敛气之法，即皆是保养肾水之法。气者水之所化，吾故有气即是水之论。此丸用六味地黄汤，补水以保其气，利水以化其气，加五味收敛以涵蓄其气，则气自归元而不浮喘，名曰都气，谓为气之总持也。肾气丸为阳不足者立法。此丸为阴不足者立法。而皆以气得名，盖一是补阳以化气，一是补阴以配气。

中医临床实用经典丛书（大字版）

血证论

## 补中益气汤

黄芪三钱　人参三钱　炙草一钱　白术三钱　当归三钱　陈皮一钱　升麻一钱　柴胡二钱　生姜三钱　大枣三枚

柯韵伯曰：阳气下陷阴中，谷气不盛，表症颇同外感。用补中之剂，得发表之品而中益安；用益气之剂，赖清气之品而气益倍。此用药相须之妙也。是方也，用以补脾，使地道卑而上行，亦可以补心肺。损其肺者益其气，损其心者调其营卫也。亦可以补肝，木郁则达之也。惟不宜于肾，阴虚于下不宜升，阳虚于下者，更不宜升也。

## 清燥养荣汤

知母三钱　花粉三钱　当归三钱　白芍三钱　生地三钱　陈皮二钱　甘草一钱　灯心一钱

## 大魂汤

甘草二钱　桂枝三钱　茯苓三钱　干姜一钱　人参三钱　附子二钱

火为阳，而阳生于肝脾，脾陷而肝木不生，温气颓败，则阳无生化之源，此方补之。

## 豁痰丸

当归三钱　知母二钱　天花粉三钱　白前根三钱　麦冬三钱　枳壳一钱　杏仁三钱　瓜蒌霜一钱　竹沥三钱　桔梗二钱　射干三钱　云苓三钱　石斛三钱　甘草一钱

轻清润降，为治痰妙法。

## 烧裆散

取近阴处裈裆，方寸许，烧灰存性为末，开水送下。女病取男，男病取女，以阴头微肿则愈，治阴阳易反，男女相传各病。

## 三才汤

天冬五钱　　人参三钱　　地黄五钱

## 清化汤　升降散

僵蚕三钱　蝉蜕七个　姜黄二钱　大黄一钱　金银花一钱　白芍二钱　泽兰二钱　陈皮一钱　元参三钱　胆草二钱　黄芩二钱　当归三钱　黄连钱半　栀子二钱　生地三钱　柴胡二钱　甘草一钱
前四味名升降散，去姜黄、大黄名清化汤，均用白蜜、陈酒冲服。凡瘟疫里热等症，用此汤去伏热、清邪毒、生津养血。

## 玉泉散

天花粉三钱　粉葛根三钱　麦门冬三钱　生地黄四钱　五味子五分　甘草钱半
方取甘寒滋润，生胃津以止渴。妙葛根升达，使水津上布。

## 清心饮

当归三钱　　生地三钱　　白芍二钱　　莲心三钱　　连翘心一钱　　茯神二钱　　枣仁三钱　　甘草节一钱　　麦冬三钱　　川贝母一钱　　竹叶心一钱　　龙骨三钱
心血虚，有痰火不卧寐，用此药清补之最妙。

中医临床实用经典丛书（大字版）

血证论

## 地黄饮

安桂五分　附子一钱　苁蓉二钱　茯苓三钱　地黄三钱　麦冬三钱　五味五分　远志一钱　菖蒲一钱　枣皮三钱　巴戟三钱　石斛三钱　薄荷一钱

勿久煎，即取服之。

## 黄连阿胶汤

黄连二钱　黄芩二钱　白芍三钱　阿胶三钱　鸡子黄二枚

煎成待温，入鸡子黄搅匀服。治心烦不寐，大清心火，生心中之阴液以安神，仲景之大剂也。

## 仁熟散

柏子仁三钱　熟地四钱　枸杞三钱　五味子一钱　山萸肉三钱　桂心二钱　人参三钱　茯神三钱　菊花一钱　枳壳一钱

酒服。治肝胆虚，恐畏不敢独卧，并补心以实其子，则肝胆益旺。而菊花散风以宁之，枳壳和胃以安之，又是闲中一子。

## 清瘟败毒散

石膏八钱　知母三钱　生地五钱　犀角一钱　黄连三钱　栀子三钱　桔梗三钱　黄芩三钱　赤芍三钱　元参三钱　连翘二钱　丹皮三钱　甘草一钱　竹叶三钱

## 酸枣仁汤

枣仁四钱　甘草一钱　知母三钱　茯神五钱　川芎一钱

清火和血安神，则能寐矣。

## 甘草泻心汤

甘草二钱　黄芩三钱　人参三钱　干姜二钱　半夏三钱　黄连三钱　大枣三枚

胃虚不能调治上下，水寒上逆，火热不得下降，结而为痞。用姜、半以折水，用芩、连以清火，而参、枣、甘草以从中和之。

## 生姜泻心汤

生姜三钱　半夏三钱　甘草二钱　人参三钱　黄芩二钱　干姜二钱　黄连三钱　大枣三枚

## 桂苓甘草五味汤

桂枝三钱　茯苓四钱　五味一钱　甘草二钱

## 小结胸汤

黄连三钱　半夏三钱　瓜蒌八钱

## 大陷胸汤

大黄二钱　芒硝二钱　甘遂一钱

## 左金丸

吴茱萸一钱　川黄连六钱

中医临床实用经典丛书（大字版）

血证论

病左胁痛及呕酸苦者，肝火也。以金平木，清火生金，其理
至妙。

## 萆薢分清饮

菖蒲二钱　萆薢三钱　乌药二钱　益智一钱　青盐少许

## 地魄汤

甘草一钱　半夏三钱　麦冬三钱　芍药三钱　五味子一钱　元参
三钱　牡蛎三钱
清君相之火，降肺胃之逆，益水敛神而生津，此补阴法也。

## 葛根汤

葛根三钱　麻黄一钱　白芍三钱　桂枝二钱　甘草一钱　大枣三
枚　生姜三片
风寒中太阳经，背项痛发痉者，皆以此汤为主。盖麻、桂为太
阳发表之通剂，加葛根则能理太阳筋脉之邪。

## 大秦艽汤

生地三钱　熟地三钱　川芎一钱　当归三钱　白芍三钱　白术三
钱　云苓三钱　甘草一钱　秦艽二钱　羌活二钱　独活钱半　防
风三钱　白芷二钱　细辛五分　黄芩三钱

## 越鞠丸

苍术三钱　香附三钱　川芎二钱　神曲三钱　炒栀子三钱

## 十枣汤

大戟一钱　芫花一钱　甘遂一钱　大枣十枚

共为末，大枣十枚，煎浓汤送下一字，下水饮如神。

## 四神丸

故纸四钱　吴萸三钱　肉蔻三钱，去油　五味一钱

为末，蜜丸。治脾肾虚泻。

## 金箔镇心丹

胆南星一钱　朱砂三钱　琥珀三钱　竹黄三钱　牛黄五分　珍珠
一钱　麝香少许　金箔一钱

蜜丸，金箔为衣，薄荷汤下。治癫痫、惊悸、怔忡，一切痰火
之疾。

## 黄芪五物汤

即桂枝汤加黄芪。

## 五蒸汤

人参三钱　生地三钱　石膏三钱　知母二钱　粉葛根三钱　黄芩
二钱　甘草一钱　竹叶三钱　粳米三钱　小麦三钱　赤茯苓三钱

五蒸之名，一曰骨蒸，二曰脉蒸，三曰皮蒸，四曰外蒸，五曰
内蒸。统以此方治之。

中医临床实用经典丛书（大字版）

血证论

## 益气安神汤

当归三钱　茯苓三钱　生地三钱　麦冬三钱　枣仁三钱　远志一钱　人参三钱　黄芪三钱　甘草一钱　胆南星三分　黄连二钱　竹叶二钱　生姜三片　大枣三枚

## 醋黄散

大黄一钱　郁金子一钱　降香一钱　三七一钱　当归三钱　牛膝二钱
均用醋炒为末，酒、童便冲服。

## 小青龙汤

桂枝三钱　麻黄二钱　干姜三钱　白芍三钱　细辛五分　半夏三钱　五味一钱　甘草一钱
温散寒水，外去风寒，内泻水饮之大剂。

## 九气丸

姜黄三钱　香附四钱　甘草二钱

## 香苏饮

香附子二钱　紫苏三钱　陈皮二钱　甘草一钱　葱白二根　生姜三片

## 指迷茯苓丸

茯苓五钱　风化硝三钱　半夏三钱　枳壳一钱

## 肾着汤

白术　红枣　甘草　附子

## 天灵盖散

天灵盖檀香水洗，酥炙，三钱　槟榔二钱　阿魏一钱　麝香少许
安息香一钱　甘遂一钱　朱砂一钱

上为末，用桃枝、柳枝、桑根皮、榴根皮、葱白、薤白、童便
煎汤送下三钱，忍吐待下。子时服，巳时当下痨虫，更进一服
除根。如泻不止，用龙骨、黄连末，白汤下以止之，白粥补
之。如不用天灵盖，以虎头骨代之，再加鳗鱼骨，是尤理得
心安。

## 黄连解毒汤

黄连三钱　黄芩三钱　黄柏二钱　栀子三钱
通治三焦之热，内外证加减随宜。

## 五皮饮

陈皮　茯苓皮　姜皮　桑皮　大腹皮
各等份，煎服。

## 泻白散

地骨皮三钱　生桑皮三钱　糯米四钱
肺为火克，以此生金，清火利水，水清火自降矣。

## 五淋散

山栀子三钱　车前子三钱　当归尾三钱　甘草一钱

心遗热于小肠，结而为淋，以此清心、平肝、利水。

## 四逆汤

干姜三钱　附子三钱　甘草一钱

胆肾阳虚，四肢逆冷，下利不止，以此温之。

## 小温经汤

当归三钱　白芍二钱　阿胶三钱　川芎一钱　人参三钱　丹皮三钱　麦冬三钱　半夏二钱　吴萸一钱　生姜一钱　桂枝二钱　甘草一钱

此为调经第一方。行血消瘀，散寒降痰，温利而不燥烈，为去瘀之妙药。

## 理中汤

白术三钱　人参三钱　干姜二钱　甘草一钱

霍乱吐泻腹痛，中土虚寒，以此温补之。

## 人参败毒散

人参二钱　羌活二钱　独活一钱　柴胡二钱　前胡二钱　枳壳一钱　桔梗二钱　川芎一钱　云苓二钱　甘草一钱

散寒发汗，兼利痰饮。